Innovative Aspekte der Klinischen Medizin
Band 1

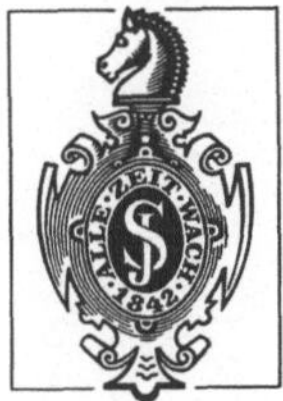

H. J. Gurland, K. M. Koch, W. Schoeppe, P. Scigalla
(Hrsg.)

Nephrologie

Neue Perspektiven für Dialysepatienten

Mit 57 Abbildungen und 12 Tabellen

Springer-Verlag Berlin Heidelberg New York
London Paris Tokyo Hong Kong

Prof. Dr. Hans-Jürgen Gurland
Med. Klinik I
Klinikum Großhadern
Nephrologische Abteilung
Marchioninistraße 15
8000 München 70

Prof. Dr. Karl Martin Koch
Med. Hochschule Hannover
Abteilung Nephrologie
Zentrum für Innere Medizin
und Dermatologie
Konstanty-Gutschow-Str. 8
3000 Hannover 61

Prof. Dr. Wilhelm Schoeppe
Klinik d. J.-W.-Goethe-Univ.
Zentrum der Inneren Medizin
Theodor-Stern-Kai 7
6000 Frankfurt 70

PD Dr. Paul Scigalla
Produktentwicklung Therapeutica
Boehringer Mannheim GmbH
Sandhofer Straße 116
6800 Mannheim 31

CIP-Titelaufnahme der Deutschen Bibliothek

Nephrologie : neue Perspektiven für Dialysepatienten / H. J.
Gurland ... (Hrsg.) — Berlin ; Heidelberg ; New York ;
London ; Paris ; Tokyo ; Hong Kong : Springer, 1989
(Innovative Aspekte der Klinischen Medizin ; Bd. 1)
NE: Gurland, Hans J. [Hrsg.]; GT
WG: 33   DBN 89.145419.5   89.09.12
4670   hs
ISBN-13: 978-3-540-51475-6   eISBN-13: 978-3-642-74961-2
DOI: 10.1007/978-3-642-74961-2

Satz, Druck und Einband: Druckerei Triltsch, Würzburg
2119/3335-543210 — Gedruckt auf säurefreiem Papier

Inhaltsverzeichnis

Verzeichnis der Erstautoren

Teil I:

1. Dr. Dr. Th. Bosch
   Klinikum Großhadern
   Marchioninistraße 15
   8000 München 70

2. Prof. Dr. P. Fürst
   Institut für Biologische Chemie
   und Ernährungswissenschaften
   Bio-I-Gebäude
   Garbenstraße 30
   7000 Stuttgart 70

3. Dr. E. Peheim
   Inselspital/Univ. Bern
   Chem. Zentrallabor
   der Universitäts-Kliniken
   CH-31010 Bern

4. Prof. Dr. R. Schmicker
   Wilhelm-Pieck-Univ. Rostock
   Klinik für Innere Medizin
   Ernst-Heydemann-Straße
   DDR-2500 Rostock 1

Teil II:

1. Prof. Dr. U. Frei
   Med. Hochschule Hannover
   Zentrum Innere Medizin und
   Dermatologie
   Konstanty-Gutschow-Straße 8
   3000 Hannover 61

2. Dr. P. Grützmacher
   Klinikum d. J.-W.-Goethe-Univ.
   Zentrum der Inneren Medizin
   Theodor-Stern-Kai 7
   6000 Frankfurt am Main 70

3. Priv.-Doz. Dr. D. Kampf
   Klinikum Charlottenburg
   Nephrologie
   Spandauer Damm 130
   1000 Berlin 19

4. Priv.-Doz. Dr. P. Scigalla
   Produktentwicklung Therapeutica
   Boehringer Mannheim GmbH
   Sandhofer Straße 116
   6800 Mannheim 31

5. Dr. L. Wieczorek
   Produktentwicklung Therapeutica
   Boehringer Mannheim GmbH
   Sandhofer Straße 116
   6800 Mannheim 31

6. Prof. Dr. K. Zoellner
   Humboldt-Univ. zu Berlin/Charité
   Kinderklinik
   Schumannstraße 20/21
   DDR-1040 Berlin

Vorwort

Dieses Buch berichtet über aktuelle Forschungsergebnisse des Symposiums „Nephrologie – Neue Perspektiven für Dialysepatienten" aus der Veranstaltungsreihe „Innovative Aspekte der klinischen Medizin" von Boehringer Mannheim.

Der erste Teil des vorliegenden Buches befaßt sich mit für den Nephrologen aktuellen Problemen und neuen Entwicklungen aus den Bereichen Diagnostik, Ernährung und Hämodialyse. Es wird über neue Möglichkeiten in der Urindiagnostik berichtet und ein neues, sehr effektives Apheresesystem zur Elimination von LDL im extrakorporalen Kreislauf vorgestellt. Die Darstellung des aktuellen Standes der Bikompatibilitätsforschung zeigt die gewaltigen Fortschritte in den letzten 10–15 Jahren bei der Entwicklung von immer besseren, effektiveren Dialysemembranen. Auch auf neue diätetische Konzeptionen in der chronischen Niereninsuffizienz wird eingegangen.

Besonders in diesem ersten Teil wird die sehr breit gefächerte interdisziplinäre Verflechtung der Nephrologie mit angrenzenden Fachgebieten und Gebieten der Grundlagenforschung deutlich (z.B. Physiologie/Pathophysiologie, Fettstoffwechsel, Diätetik, Biophysik u.a.). In den Beiträgen werden die innovativen Aspekte hervorgehoben, gleichzeitig aber auch die noch offenen Fragen – die während des Symposiums auch teilweise deutlich kontrovers diskutiert wurden – angesprochen.

Der Einsatz der Gen- bzw. Biotechnologie bei der Produktion pharmakologisch wirksamer, humanidentischer Substanzen bietet neue „revolutionäre" therapeutische Möglichkeiten in der klinischen Medizin. Ein gutes Beispiel hierfür ist das rekombinante humane Erythropoietin, das in den letzten Jahren von Boehringer Mannheim zusammen mit Genetics Institute (Cambridge, Massachusetts) entwickelt wurde und das eine bedeutende medizinische Errungenschaft der kausalen Therapie der renalen Anämie bei terminal niereninsuffizienten Patienten darstellt. Im Teil II des Buches werden neue wissenschaftliche Ergebnisse zum Einsatz des rhEPO bei terminal niereninsuffizienten Patienten ausführlich diskutiert. Dabei wird die Effektivität der Therapie mit rhEPO eindrucksvoll belegt; gleichzeitig wird aber auch deutlich, daß es eine Vielzahl von noch offenen Fragen gibt, die es im Interesse der Optimierung der Therapie und damit der Patienten zu beantworten gilt.

Die in diesem Band publizierten Beiträge sind das Ergebnis einer langfristigen, fruchtbaren und sich ergänzenden Kooperation zwischen der forschenden Pharmaindustrie und führenden wissenschaftlichen Kliniken in der Bundesrepublik Deutschland. Wir hoffen und wünschen, daß diese Zusammenarbeit in den nächsten Jahren noch weiter ausgebaut und intensiviert wird.

Mannheim, im August 1989   Priv.-Doz. Dr. P. Scigalla

Teil I: Diagnostik, Ernährung, Dialyse

1. N-Acetyl-β-D-glukosaminidase, α_1-Mikroglobulin und Mikroalbumin im Urin bei Kindern mit chronischen Glomerulonephritiden und von Patienten während der Behandlung mit dem Aminoglykosid Amikacin

E. Peheim**, U. Wiesmann*, R. Hügli*, G. Artho*, J. P. Colombo**

Einleitung

N-Acetyl-β-D-glukosaminidase (NAG) ist ein lysosomales Enzym, mit einem ,iekularen Gewicht von 140000 Dalton, das in allen Zellen des Körpers, ein- .iließlich der Tubuluszellen der Niere vorkommt. Da dieses Enzym wegen seiner ᴜröße nicht filtriert wird, ist seine Anwesenheit im Urin auf die Sekretion aus den Tubuluszellen zurückzuführen. Eine Vermehrung der NAG-Sekretion in den Urin wird deshalb als diagnostisches Merkmal beginnender tubulärer Schädigungen diskutiert. So wurde eine Erhöhung der NAG-Aktivität im Urin als Frühsymptom der Nephrotoxizität von Medikamenten [2] bei diabetischen Nephropathien [6, 7] und bei Hypertonien [3] beschrieben.

In der vorliegenden Studie wurden die NAG- Aktivitäten, gleichzeitig mit den klassischen Nierenparametern α_1-Mikroglobulin für tubuläre und Mikroalbumin für glomeruläre Schäden, bei Patienten mit chronischen Glomerulonephritiden und bei Patienten während der Behandlung mit dem Aminoglykosid Amikacin im Spontanurin gemessen.

Methoden und Patientengut

1) Kontrollgruppe

Die Urine einer Kontrollgruppe stammten von 54 Kindern im Alter von 4 Monaten – 15 Jahren, die nierengesund, aber wegen einer Zerebralparese in ambulanter Spitalbehandlung waren. Von jedem Patienten wurde über einen Zeitraum von mehreren Monaten 2 oder mehr Urinproben (2. Morgenurin) untersucht.

2) Patientengruppe mit chronischen Nierenkrankheiten

Fünf Patienten mit chronischen Glomerulonephritiden und 2 Patienten nach Nierentransplantation wurden über mehrere Wochen mehrmals bezüglich dieser Urin-Nieren-Parameter untersucht.

---

* Medizinische Kinderklinik, Inselspital, Universität Bern.
** Chemisches Zentrallabor der Universitätskliniken, Inselspital Bern.

3) Amikacingruppe

Bei 12 Kindern im Alter zwischen 5 und 15 Jahren, die wegen akuter schwerer bakterieller Infektionen mit Amikacin (10–20 mg/kg/Tag) behandelt wurden, wurde die zweite Morgenurinportion während und nach der Behandlung untersucht. Die Behandlung dauerte zwischen 8 und 16 Tagen. Urinproben nach der Behandlung wurden teils noch während des Spitalaufenthalts gewonnen oder in einzelnen Fällen von zu Hause angefordert und gekühlt ins Labor geschickt. Eine altersentsprechende, hospitalisierte, nierengesunde Kontrollpopulation (8 Kinder) wurde ebenfalls in die Studie einbezogen.

Bei 10 Patienten mit chronischen Lungeninfekten aufgrund einer zystischen Fibrose (CF) wurde Amikacin als 2wöchige Intensivkur in der Dosierung von 30–38 mg/kg/Tag gegeben und ebenfalls die Nierenparameter im zweiten Morgenurin täglich bis eine Woche nach Absetzen der Therapie untersucht. Die Aktivität der NAG wurde kolorimetrisch mit 3-Kresolsulfonphthaleinyl-N-acetyl-β-D-glukosaminid (Testkit, Boehringer Mannheim) als Substrat im Urin bestimmt (U/l) [4]. Das Urinkreatinin wurde mit einer nach Jaffé modifizierten Methode analysiert. Beide Methoden wurden auf dem Hitachi 705 Analyzer adaptiert. α_1-Mikroglobulin und Mikroalbumin im Urin wurden mittels Immunodiffusion auf Partigenplatten der Fa. Behring, Marburg, bestimmt. Bei CF-Kindern wurde Mikroalbumin mit einem Radioimmunoassay bestimmt. Alle Resultate (NAG, α_1-Mikroglobulin, Mikroalbumin) wurden auf g Creatinin bezogen.

Resultate

Referenzwerte der Nierenparameter im Urin von nierengesunden Kindern

Die NAG-Aktivitäten in Urinproben von nierengesunden, nicht hospitalisierten Kindern ergab, bezogen auf das Urinkreatinin, eine Log-Normalverteilung der Häufigkeit der Werte. Die 97,5er Perzentile entsprach 3,6 U/g Kreatinin. Infolge der beschränkten Empfindlichkeit der Immunodiffusionsbestimmung von α_1-Mikroglobulin und Mikroalbumin konnte die Häufigkeitsverteilung in den Kontrollurinen nicht genau festgelegt werden. Die Normgrenze für α_1-Mikroglobulin war bis 8,0 mg/g Kreatinin, und die von Albumin schwankte zwischen 3–23 mg/g Kreatinin. Bei den Urinen von hospitalisierten Kontrollpatienten (meist Kinder mit Herzfehlern) lagen die Werte für alle 3 Urin-Nieren-Parameter nur geringfügig höher als für die gesunde, nicht hospitalisierte Kontrollgruppe.

Chronische Nierenkrankheiten

Bei allen Patienten mit chronischen Glomerulonephritiden konnten Urine mehrmals und über einen Zeitraum von bis zu einem Jahr untersucht werden. Obwohl die Tag zu Tag Schwankungen der untersuchten Nierenparameter relativ gering waren, ebenso wie Schwankungen der Werte pro g Kreatinin in den verschiedenen Urinportionen über den Tag verteilt, zeigten einige der Patienten größere Schwankungen der Werte über die ganze Beobachtungszeit parallel und als Aus-

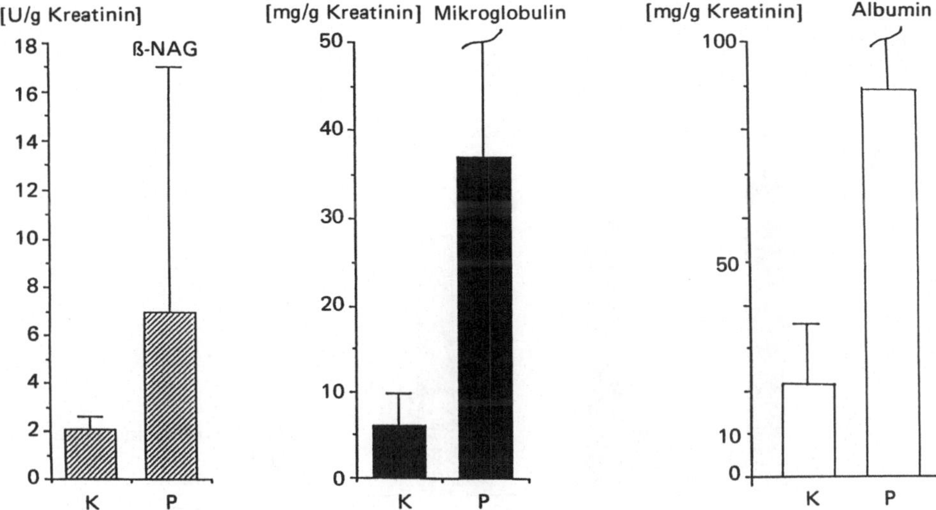

Abb. 1. Glomerulonephritidengruppe (Median + 1s); K Kontrolle, P Patienten

druck der Aktivität der Nierenerkrankung. Als Gesamtgruppe gesehen sind die Resultate in Abb. 1 zusammengestellt. Alle 3 Nierenparameter waren in der Patientengruppe deutlich erhöht, am meisten jedoch α_1-Mikroglobulin und Albumin gefolgt von β-NAG-Aktivität ausgedrückt pro g Kreatinin.

Amikacinbehandlung

Im Urin von Kindern, die wegen akuter, schwerer bakterieller Infekte mit Amikacin behandelt wurden, stieg die NAG-Aktivität innerhalb von wenigen Tagen auf das Mehrfache der obersten Norm an. In den meisten Fällen stieg die NAG-Aktivität mit der Dauer der Amikacintherapie weiter an, fiel dann aber nach einer über eine Woche hinaus dauernden Behandlung wieder etwas ab oder blieb stationär. In unserem Patientengut bestand eine intraindividuelle variable, positive Korrelation mit der gleichzeitigen Erhöhung der α_1-Mikroglobulinwerte in den gleichen Urinproben, eine klare Korrelation mit den leicht erhöhten Mikroalbuminwerten war dagegen nicht zu erkennen (Abb. 2). Nach Absetzen der Amikacintherapie wurde in allen Fällen eine Rückkehr der Nierenparameter im Urin zur Norm gefunden, jedoch konnte die Erholungszeit Tage bis Wochen dauern.

In der Gruppe von Patienten mit zystischer Fibrose, die während einer Intensivkur zur Verbesserung der Lungenfunktion sowohl physiotherapeutisch als auch mit 30–38 mg Amikacin/kg/Tag während 14 Tagen behandelt wurden, fanden sich in den zweiten Morgenurinen etwas geringere Anstiege der β-NAG-Werte als bei den wegen akuten Infektionen behandelten Patienten (Abb. 3 und 4). Bei einigen Patienten blieb ein Anstieg der α_1-Mikroglobuline nach Amikacinbehandlung aus, während bei anderen, meist älteren CF-Patienten die α_1-Mikroglobuline

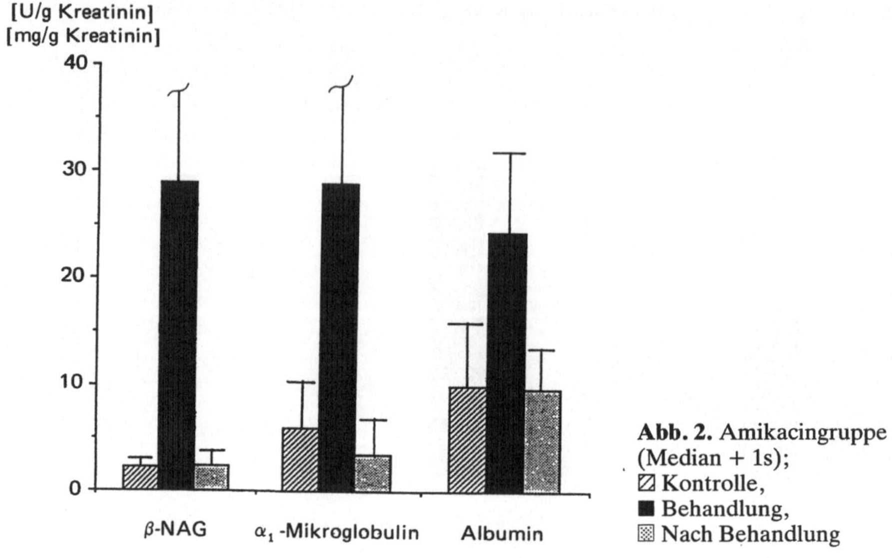

Abb. 2. Amikacingruppe (Median + 1s); ⊠ Kontrolle, ■ Behandlung, ▨ Nach Behandlung

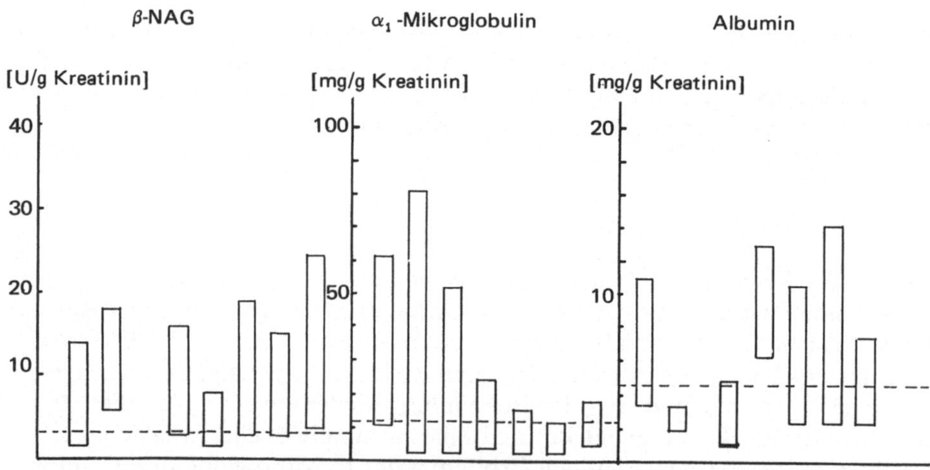

Abb. 3. Kinder mit zystischer Fibrose: Behandlung mit Amikacin (**Einzelpatienten — Ranges**)

schon vor dem Beginn der Amikacintherapie erhöht waren und entweder weiter anstiegen (Abb. 5) oder aber trotz der Behandlung eher abfielen (Abb. 6). Die Plasmakreatininwerte aller Patienten waren im Bereich der Norm. Die Mikroalbuminausscheidung war bei den mit Amikacin behandelten Patienten mit akuten Infekten knapp signifikant, bei den CF-Patienten jedoch nicht signifikant erhöht gegenüber den Normalkontrollen.

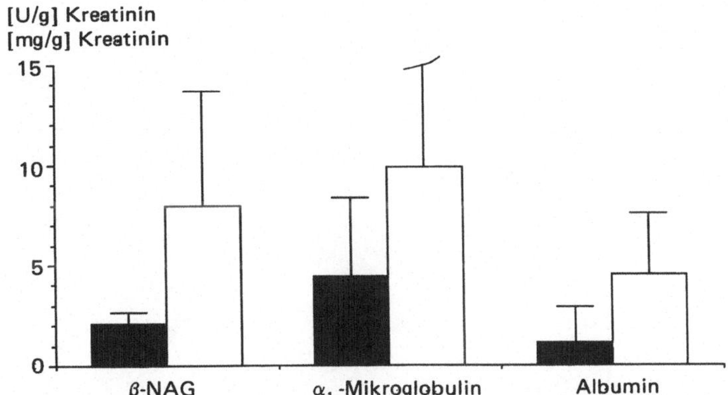

Abb. 4. Kinder mit zystischer Fibrose: Behandlung mit Amikacin (Median + 1 s); ■ Kontrolle, □ Patienten

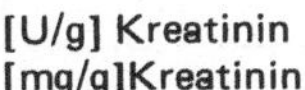

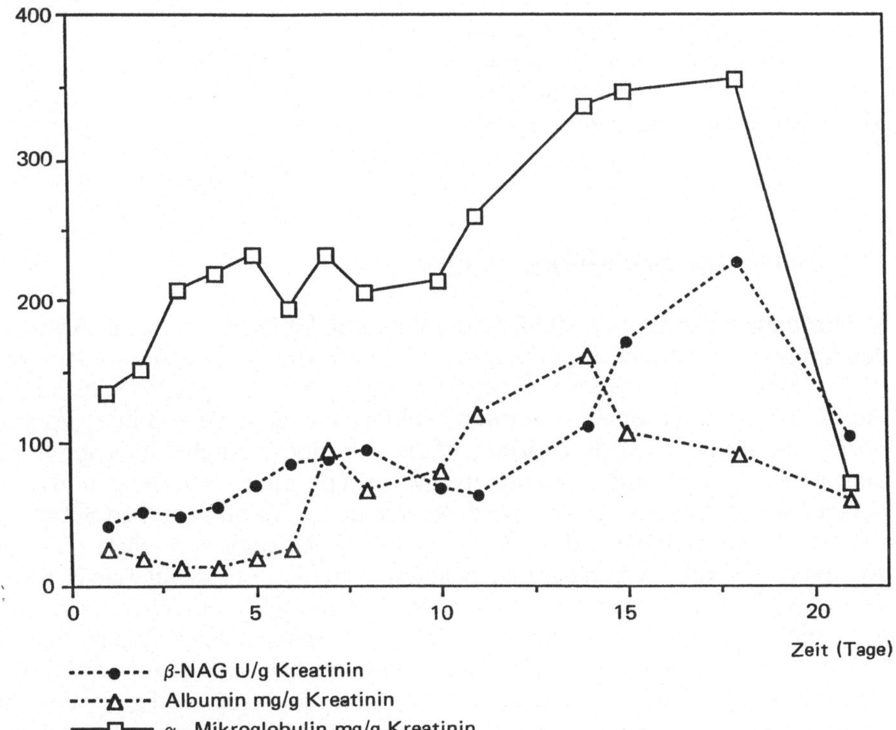

Abb. 5. Patient Nr. 1: longitudinaler Verlauf

[U/g]Kreatinin
[mg/g]Kreatinin

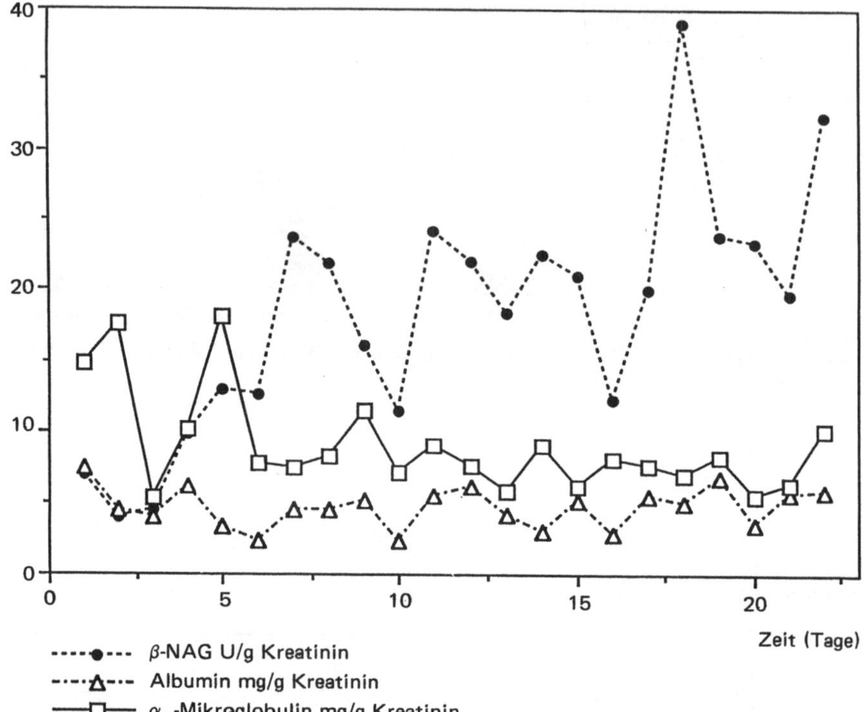

Abb. 6. Patient Nr. 2: longitudinaler Verlauf

Diskussion und Schlußfolgerungen

Nephrotoxizität ist eine ernsthafte Komplikation der Behandlung mit Antibiotika der Aminoglykosidreihe wie Gentamycin [1] und Amikacin. Beide sind lysosomotrope Medikamente, d.h. sie werden als amphiphile kationische Substanzen im sauren pH der Lysosomen protoniert. Dadurch werden sie von ihrer lipophilen Form, die Membranen durchdringen kann, in eine vermehrt hydrophile Form umgewandelt, die Membranen nur erschwert zu permeieren vermag, und deshalb in den Lysosomen angereichert wird. Von anderen lysosomotropen Substanzen, wie z.B. Chloroquin ist zudem bekannt, daß sie zu einer vermehrten Sekretion von lysosomalen Enzymen aus den Zellen führen [8] und auch daß sie lysosomale Phospholipasen zu hemmen vermögen. Nach Aminoglykosidbehandlung wurden denn auch Phospholipidspeicherungen in den Lysosomen der Tubuluszellen sowie myelinartige, phospholipidhaltige Einschlüsse im Urinsediment beobachtet [5]. NAG-Aktivitäten im Urin scheint ein früher, empfindlicher und guter Parameter zu sein, um die Nephrotoxität von Aminoglykosiden abzuschätzen, besonders wenn die Werte bereits vor der Behandlung erfaßt werden. Erhöhte NAG-Werte vor der Behandlung können auf ein zusätzliches Risiko für Nierenversagen hinweisen, wie dies für Gentamycin an älteren Erwachsenen gezeigt wurde [1]. In unserem Untersuchungsgut fanden sich bei keinem der untersuchten Kinder Hinweise für eine beginnende Niereninsuffizienz während der Amikacinbehandlung, jedoch waren bei einigen älteren CF-Patienten (<20 Jahre) Hinweise für eine tubuläre Nierenerkrankung anhand von erhöhten β-NAG und α_1-Mikroglobulinen schon vor der Behandlung mit Amikacin zu finden. Die Gruppe der CF-Patienten war ursprünglich für die Untersuchung ausgewählt worden, weil keine Nierenkrankheit vorlag und zusätzliche Faktoren, die bei einer akuten Infektion für die Niere eine Rolle spielen könnten, ausgeschaltet schienen. Die Reversibilität der erhöhten β-NAG-Aktivitäten und der erhöhten α_1-Mikroglobulinwerte nach Amikacintherapie scheint vollständig zu sein, wenn auch die Erholung Tage bis Wochen brauchen kann. Bei der Erfassung der Amikacintoxizität bei der Behandlung von akuten und chronischen Infektionen erwies sich die Aktivität von β-NAG und die Bestimmung des α_1-Mikroglobulins im Spontanurin als wertvoller Parameter, v.a. wenn die Ausgangswerte schon vor Beginn der Behandlung bekannt sind.

Bei kindlichen Patienten mit chronischen Glomerulopathien scheint die Bestimmung von β-NAG-Aktivität sowie α_1-Mikroglobulin und Mikroalbumin eine Möglichkeit zur Erfassung des Longitudinalverlaufs der Krankheit zu sein, da sich diese Parameter anschließend parallel zur Aktivität der Krankheit und zur Proteinurie verhalten. In dieser Hinsicht wird die Aussage der Proteinurie durch die Bestimmung der β-NAG-Aktivität im Spontanurin positiv unterstützt.

Fräulein M. Schedlbauer und Herrn R. Kretschmer danken wir für die analytische Durchführung.

Literatur

1. Gibey R, Dupond J-L et al. (1981) Predictive value of urinary N-acetyl-β-D-glucosaminidase, alanin-aminopeptidase and β_2-microglobulin in evaluating nephrotoxicity of gentamycin. Clin Chim Acta 116:25−34
2. Halman J, Price RG, Fowler JSL (1984) Urinary enzymes and isoenzymes of N-acetyl-β-D-Glucosaminidase in the assessment of nephrotoxicity. In: Goldberg D, Werner MM (eds) Selected topics in clinical enzymology, vol II. de Gruyter, Berlin New York, p 435
3. Mosakazl Kohono et al. (1985) Significance of the measurement of urinary alanine aminopeptidase and N-acetyl-β-D-glucosaminidase activity in evaluation of patients with essential hypertension. Clin Exp Hypertens 10:1347
4. Noto Akira et al. (1983) Simple, rapid spectrophotometry of urinary N-acetyl-β-D-glucosaminidase with use of a new chromogenic substrate. Clin Chem 29:1730
5. Tulkens P, Aubert-Tulkens G (1978) The lysosomal toxicity of aminoglycosides. In: Fillastre JP (ed) Nephrotoxicity. Masson, New York Paris Barcelona Milan, pp 231−251
6. Whiting PH, Ross IS, Borthwick LJ (1979) Serum and urine N-acetyl-β-D-glucosaminidase in diabetics on diagnosis and subsequent treatment and stable insulin dependent diabetes. Clin Chim Acta 92:459−463
7. Whiting PH, Ross IS, Borthwick LJ (1983) N-acetyl-β-D-glucosaminidase levels and the onset of diabetic microangiopathy. Ann Clin Biochem 20:15−19
8. Wiesmann UN, Di Donato St et al. (1975) Effect of chloroquine on cultured fibroblasts: release of lysosomal hydrolases and inhibition of their uptake. Biochem Biophys Res Commun 60:1338−1345

2. Aminosäurestoffwechsel bei Urämie

P. Fürst

Einleitung

Es weist vieles darauf hin, daß ein gestörter Eiweiß- und Aminosäurestoffwechsel bei chronischem Nierenversagen eine zentrale Rolle spielt [10, 11]. Urämiepatienten zeigen bekanntlich eine Neigung zu negativer Stickstoffbilanz und zum Verlust von Muskelmasse. Zudem verlieren Patienten unter Erhaltungsdialyse durch das Dialyseverfahren Aminosäuren, womit die Eiweißverarmung verstärkt wird. Der Eiweiß- und Aminosäurebedarf scheint bei Urämie höher zu sein als bei gesunden Probanden [24, 39, 52, 89]. Der wesentliche Zweck vorliegender Zusammenstellung besteht in der Beschreibung bestimmter Veränderungen des Aminosäurestoffwechsels im extra- und intrazellulären Raum, in der Interpretation der für diese Veränderungen verantwortlichen Faktoren und der Beurteilung der therapeutischen Implikationen.

Extrazelluläre Aminosäuremuster

Die Aminosäure-Konzentrationen im Plasma zeigen bei akuter und chronischer Urämie nur geringe Abweichungen von dem bei gesunden Probanden beobachteten Muster, und normale Plasmawerte lassen darauf schließen, daß keine schwerwiegende Verarmung des labilen Aminosäure-Pools vorliegt [76].

Dies wurde im Jahre 1968 von Rubini und Gordon festgestellt. Den gleichen Schluß konnten bereits frühzeitig eine Vielzahl von Wissenschaftlern ziehen.

Mit unserem heutigen Wissen ist zu vermuten, daß die mit der Probenahme, der Probeverarbeitung und dem zweitklassigen analytischen Verfahren verbundenen technischen Schwierigkeiten zur Verschleierung des insgesamt pathologischen Aminosäuremusters, das offensichtlich in dem von chronischen und akuten Urämiepatienten gewonnenen Plasma vorhanden war, geführt haben können. Zu den Veränderungen gehören Anstiege der Konzentrationen an konjugierten Aminosäuren sowie Anstiege als auch Abnahmen der freien Aminosäuren im einzelnen. Zu den übereinstimmenden Befunden gehören hohe Konzentrationen mehrerer nichtessentieller Aminosäuren, verringerte Konzentrationen an essentiellen Aminosäuren und ein vermindertes Verhältnis von Tyrosin/Phenylalanin und Valin/

Institut für Biologische Chemie und Ernährungswissenschaft, Universität Hohenheim, Stuttgart, BRD

Glycin. Wichtig ist es, daß dieses Aminosäuremuster sowohl bei den klinisch stabilen, nichtdialysierten Patienten mit chronischer Urämie als auch bei jenen unter Erhaltungsdialyse beobachtet wurde [10, 39, 52, 53].

Spezifische Veränderungen

Veränderungen der Tryptophankonzentration, der einzigen an Plasmaalbumin gebundenen Aminosäure [44, 83], sind bei Urämie von besonderem Interesse, da postuliert wird, daß Tryptophanmetaboliten akkumulieren und somit zur urämischen Toxizität beitragen können [10, 11, 42, 78]. Es ist daher noch immer ungewiß, ob die wiederholt beschriebenen niedrigen Plasmatryptophanspiegel auf eine verminderte Eiweißbindung oder auf einen tatsächlichen Tryptophanmangel zurückzuführen sind [44, 78]. Vorangehende Studien weisen darauf hin, daß die niedrigen Werte durch die Abnahme des freien Tryptophananteils bedingt sein könnten [42, 54, 56]. In neueren Untersuchungen jedoch wurden verminderte Konzentrationen an freiem Tryptophan nur bei nichtdialysierten Patienten unter proteinarmer Diät nachgewiesen, weshalb dieser Mangel auf eine unzureichende Zufuhr zurückzuführen sein könnte [27, 56]. Die kompetitive Wirkung anderer Substanzen, die bei Urämie akkumulieren, wurde als Ursache einer verminderten Tryptophanbindung an Albumin nahegelegt [83]. Im Anschluß an die Dialyse steigen die Tryptophangesamtkonzentrationen an, was vermutlich Folge einer erhöhten Eiweißbindung nach der Entfernung kompetitiver Metaboliten ist [42, 78]. Tryptophan konkurriert um den Transport in das ZNS mit den anderen Aminosäuren des L-Transportsystems, einschließlich der 3 verzweigtkettigen Aminosäuren Valin, Leucin und Isoleucin [34]. Da sich das Plasmamuster dieser Aminosäuren bei Urämie ändert, könnte ein Ungleichgewicht bei der Neurotransmittersynthese auftreten, was eine Enzephalopathie verursachen bzw. zu einer solchen beitragen könnte [23].

Generell werden bei Urämie niedrige Konzentrationen an den essentiellen Aminosäuren Valin und Threonin gemessen. Gelegentlich wird auch von erniedrigten Leucin- und Isoleucinspiegeln berichtet [9, 39, 54]. Der biochemische und metabolische Hintergrund dieser Veränderungen wird im Rahmen dieser Zusammenstellung noch eingehend erörtert werden.

Es ist eindeutig belegt, daß die Tyrosinkonzentration an sich als auch das Verhältnis Tyrosin/Phenylalanin bei Nierenversagen erniedrigt ist [4, 10, 17, 39]. Kinetische Studien lassen auf eine verminderte metabolische Clearance und eine gestörte Phenylalaninoxidation, jedoch auf einen normalen Tyrosinstoffwechsel schließen [51, 61, 70, 88]. Diese Beobachtungen wurden wiederholt mit einer Verringerung von Tyrosin aus Phenylalanin infolge einer partiellen Hemmung des Enzyms Phenylalaninhydroxylase erklärt [51, 70, 88]. Als Hemmer wird eine in vitro diffundierte Substanz mit einem Molekulargewicht von etwa 800 Dalton vermutet [82].

Citrullin ist im Plasma von Urämiepatienten und Versuchstieren deutlich erhöht [29, 43]. Eine verringerte renale Aufnahme dieser Aminosäure aufgrund der Nierenfunktionsstörung wird für diesen Befund verantwortlich gemacht [25]. Diese Erklärung würde jedoch voraussetzen, daß die Niere normalerweise Citrullin aufnimmt und Arginin freisetzt. Heute verfügbare Daten [71] lassen jedoch darauf schließen, daß die Niere beide Aminosäuren in gleichem Umfang aufnimmt. Eine weitere mögliche Erklärung für die Hypercitrullinämie bei Urämie wäre eine verminderte Aktivität der Argininosuccinatsynthetase [84]. Bei experimenteller Urämie im Tierversuch war jedoch weder die Citrullinkonzentration noch die Aktivität der Argininosuccinatsynthetase in der Leber zu beeinflussen [62]. Somit gibt es nach wie vor keine eindeutige Erklärung für die Hypercitrullinämie bei Urämie [52, 84].

Im urämischen Plasma wird häufig eine niedrige Histidinkonzentration gemessen [10, 52]. Bereits im Jahr 1970 konnten wir nachweisen, daß der Zusatz dieser Aminosäure zu histidinfreien Diäten bei schwerer chronischer Urämie zu einer verbesserten Stickstoffbilanz führte [12]. In nachfolgenden ^{15}N-Studien wurde das stabile Isotop im Histidinmolekül aus Plasma- und Muskeleiweiß gesunder bzw. kataboler Probanden, nicht jedoch bei urämischen Patienten, wiedergefunden [37]. Aus diesen Befunden geht hervor, daß die Synthese der entsprechenden Ketosäure (Imidazolpyruvinsäure) und/oder die Transaminierung dieser Vorstufe zum Histidin normalerweise bei urämischen Patienten nicht stattfindet. Somit scheint bei Urämie die Desaminierung von Histidin ähnlich wie für Threonin und Lysin irreversibel zu verlaufen [37]. Seit diesen ersten Untersuchungen folgten zahlreiche Studien, in denen die Unentbehrlichkeit von Histidin bei der schweren chronischen Urämie bestätigt wurde [41, 57].

Einige schwefelhaltige Aminosäuren, einschließlich Zystin, Homozystin, Taurin und Zystathionin, werden bei Patienten mit Urämie [10, 52, 81] akkumuliert. Vor dem Hintergrund, daß eine Langzeitinfusion mit Homozystein bei Pavianen nach 3 Monaten zu atherosklerotischen Veränderungen führte [46] und daß bei Kindern mit Homozysteinurie eine hohe Inzidenz von Gefäßkrankheiten zu verzeichnen ist [64], erscheint dies besonders erwähnenswert. Dementsprechend wurde darüber spekuliert, ob erhöhte Homozysteinkonzentrationen im Plasma [81] für die erhöhte Atherogenese bei chronischem Nierenversagen von Bedeutung sind [87]. In der Diskussion über die erhöhten Zystinwerte ist es zudem bemerkenswert, daß Vitamin B_6 ein Kofaktor für die an der Bildung und dem Stoffwechsel von Zystin beteiligten Enzyme ist, und beim Nierenversagen ein latenter Vitamin-B_6-Mangel herrscht [58]. Unklar ist, ob der Mangel an diesem Vitamin oder sein veränderter Stoffwechsel bzw. Funktionszustand tatsächlich zu den erhöhten Zystinspiegeln beiträgt [52].

Bei Patienten mit akutem Nierenversagen, die ein Aminosäurengemisch intravenös erhielten, zeigten sich im Vergleich zu gesunden Probanden erhöhte Plasmaspiegel und eine verlängerte Eliminationshalbwertszeit für Methionin. Eine unveränderte Clearance läßt darauf schließen, daß der Turnover von Methionin bei Urämie ansteigt [31]. Auch bei chronischen Dialysepatienten waren eine normale metabolische Clearance und ein erhöhter Turnover von Methionin zu verzeichnen [28].

Intrazelluläre freie Aminosäuren bei Urämie

Es liegen heutzutage überzeugende Beweise dafür vor, daß sowohl bei Gesunden als auch bei Kranken die Eiweißsyntheseraten in engerer Beziehung zum intrazellulären Aminosäurepool stehen als zu dem des Plasmas. Die intrazellulären freien Aminosäuren im Muskel sind von besonderem Interesse, da das Muskelgewebe den größten Pool für Eiweiß und freie Aminosäuren im Körper darstellt. Es ist daher zu erwarten, daß eine erhöhte oder verminderte Konzentration einer einzelnen freien Aminosäure im Muskel auch tatsächlich genau einen Überschuß bzw. Mangel dieser Aminosäure wiedergibt [38].

Intrazelluläre freie Aminosäuren im Muskel

Das Profil der intrazellulären freien Aminosäuren in der Muskulatur von Patienten mit chronischem Nierenversagen weist zahlreiche charakteristische Merkmale auf. Bei unbehandelten Patienten mit schwerem Nierenversagen und bei Patienten, die mit intermittierender Peritonealdialyse behandelt werden, sind die intrazellulären Konzentrationen von Valin, Threonin, Lysin und Carnosin niedrig und der Histidinspiegel leicht erhöht [1, 4, 5, 13, 17, 39]. Die niedrige Valinkonzentration im Muskel bei normalen intrazellulären Isoleucin- und Leucinspiegeln wird bei allen erwachsenen Patienten mit chronischer Urämie beobachtet [1, 3, 4, 5, 39].

Unbehandelte Patienten mit chronischer Urämie wiesen normale intrazelluläre Serin- und Tyrosinkonzentrationen im Muskel auf [1, 4, 5]. Eine eiweißarme, mit essentiellen Aminosäuren bzw. Gemischen aus Ketonsäuren und essentiellen Aminosäuren ergänzte Diät führte zu niedrigen Konzentrationen dieser eigentlich nicht essentiellen Aminosäuren [1, 4, 5]. Bei gut ernährten Hämodialysepatienten wurden ebenso niedrige intrazelluläre Serinkonzentrationen beobachtet [2].

Trotz normaler [4, 5, 13] bzw. erhöhter [81] Plasmakonzentrationen an freiem Taurin wurde festgestellt, daß die intrazellulären Taurinkonzentrationen im Muskel bei allen Patientenkollektiven unabhängig von der Behandlung vermindert waren [5, 22]. Die Ursache für diese intrazelluläre Taurinverarmung bei der Urämie ist bisher völlig ungeklärt. Taurin wird beim Menschen hauptsächlich über die Nieren eliminiert [79]. Dementsprechend wäre zu erwarten, daß Taurin bei Nierenversagen akkumuliert. Die Tatsache, daß die Konzentrationen der Synthesevorstufen Zystin und Methionin bei gleichzeitig niedrigem Taurinspiegel entweder normal oder leicht erhöht sind, läßt auf einen Stoffwechselblock bei der Taurinsynthese schließen. Erst kürzlich wurde berichtet, daß niedrige intrazelluläre Taurinkonzentrationen mit erhöhten Zysteinsulfinsäurespiegeln im Plasma assoziiert sind, was wiederum auf eine verminderte Aktivität der Zysteinsulfinsäuredecarboxylase, einem Schlüsselenzym bei der Taurinsynthese [20], schließen läßt. Dieses Enzym benötigt Pyridoxalphosphat als Kofaktor, was auch für zahlreiche andere an der Transsulfurierung beteiligte Enzyme gilt [20]. Eine klinische Folge der intrazellulären Taurinverarmung könnte die bekannte Muskelermüdung bei Urämie sein. Da Taurin den Ca^{++}-Flux und die Membranbindung des Ca^{++} stimuliert, das Membranpotential stabilisiert und positiv-inotrope und antiarrhythmische Effekte hat [48], wäre es denkbar, daß die intrazelluläre Taurinverarmung mit der urämischen Kardiomyopathie in Zusammenhang steht.

16   P. Fürst

Therapeutische Konsequenzen

Die Hauptziele bei der Behandlung von Patienten mit progredientem chronischem Nierenversagen wurden erst kürzlich definiert [66]. Demgemäß ist es wichtig, die Symptome bei Urämie durch eine Begrenzung der Akkumulation unausgeschiedener Abfallprodukte auf ein Mindestmaß zu reduzieren; und es ist unerläßlich, das Fortschreiten der Niereninsuffizienz zu verlangsamen. Außerdem sollten Störungen des Mineral- und Elektrolytstoffwechsels korrigiert werden. Zweifellos trägt eine Eiweißrestriktion sowohl zur Reduktion der Stickstoffabfallprodukte, die urämische Symptome auslösen, als auch zur verringerten Aufnahme von Phosphor, Wasserstoffionen, Kalium usw., die zu Mineralstoff- und Elektrolytbilanzstörungen führen können, bei.

Die Wirksamkeit einer Behandlung mit sehr eiweißarmer Diät (20−30 g N oder weniger pro Tag) unter Zusatz von Aminosäuren in dem von Rose vorgeschlagenen, für Gesunde als optimal erachteten Verhältnis [75], wurde in zahlreichen Studien anhand der Stickstoffbilanz [6, 14, 15, 16, 54] und der Konzentrationen an extra- und intrazellulären freien Aminosäuren aufgezeigt [4, 5, 39]. In diesen Studien wurde Histidin in das Aminosäuresupplement mit einbezogen [6, 14, 15, 16]. In bezug auf die verzweigtkettigen Aminosäuren konnten wir feststellen, daß die Valinkonzentrationen niedrig blieben, obgleich die Patienten zusätzlich essentielle Aminosäuren erhalten hatten, die dem 2- bis 3fachen des Mindestbedarfs entsprechen [3, 4, 5, 9, 39]. Auf diese Weise war es somit nicht möglich, den Valinspiegel zu normalisieren. Zudem war die Leucinverteilung mit niedrigen Plasmakonzentrationen und normalen Konzentrationen in den Zellen pathologisch verändert (Abb. 1). Die Abweichungen beim Muster der verzweigtkettigen Aminosäuren ähnelte z.T. demjenigen bei Ratten, die mit einer eiweißarmen Diät mit Leucinüberschuß gefüttert worden waren. Dies könnte auf einen ernährungsbedingten Antagonismus unter den verzweigtkettigen Aminosäuren hinweisen, der möglicherweise mit einer Verschlechterung des Wachstums und der Aminosäureausnutzung verbunden ist [80].

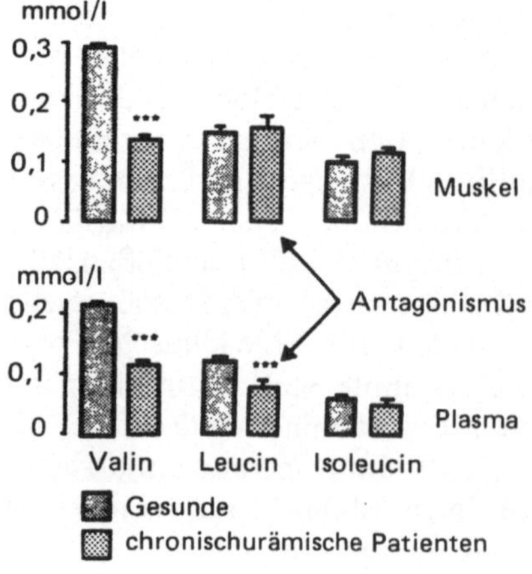

Abb. 1. Antagonismus der verzweigtkettigen Aminosäuren bei Urämie. (Aus [4, 20, 57])

Die Pathogenese der Veränderungen in den Konzentrationen der verzweigtkettigen Aminosäuren bei chronischem Nierenversagen (niedrige Plasmaspiegel aller 3 verzweigtkettigen Aminosäuren bei selektiver intrazellulärer Valinverarmung) ist bisher ungeklärt. Von Kopple et al. wurde bei nichtdialysierten Urämiepatienten ein niedriger Valinpool und ein geringer Turnover dieser Aminosäure festgestellt [50, 59]. Die selektive Erniedrigung des freien Valinspiegels bei Urämie würde voraussetzen, daß vorzugsweise diese Aminosäure katabolisiert wird. Es wird jedoch allgemein angenommen, daß am Abbau aller verzweigtkettigen Aminosäuren die gleiche Transaminase beteiligt ist [49] und daß ein einziger Dehydrogenasekomplex die Dekarboxylierung der entsprechenden Ketosäuren steuert [69]. Der Nachweis von Stoffwechselstörungen, bei denen nur eine oder zwei der verzweigtkettigen Aminosäuren beteiligt sind [26], läßt jedoch darauf schließen, daß die Dekarboxylierung der Ketosäuren über mehr als einen enzymatischen Mechanismus ablaufen könnte [30]. Es besteht außerdem die Möglichkeit, daß die Affinität der einzelnen Ketosäuren gegenüber einem oder mehrerer Enzymen des Dehydrogenasekomplexes aufgrund eines veränderten pH-Wertes [72] bzw. aufgrund hoher Konzentrationen einer oder mehrerer Metaboliten, die bei Urämie akkumulieren, verändert wird.

Bei urämischen Patienten liegt i.allg. eine Kohlenhydratunverträglichkeit vor [35], die vorwiegend auf eine Unempfindlichkeit gegenüber Insulin im peripheren Gewebe zurückzuführen ist [36]. Bei Hyperinsulinämie zeigt sich sowohl bei urämischen Patienten als auch bei gesunden Probanden eine ähnliche Abnahme der verzweigtkettigen Aminosäuren im Plasma. Somit könnte die bei chronischem Nierenversagen vorliegende Hyperinsulinämie zu den abnormalen verzweigtkettigen Aminosäurekonzentrationen und damit zu dem veränderten Aminosäuremuster beitragen [1]. Interessanterweise beobachteten Alvestrand, De Fronzo und Wahren in einer noch laufenden Studie bei urämischen Patienten eine stark erhöhte Valinaufnahme im Splanchnikus sowohl im basalen als auch im hyperinsulinämischen Zustand [7]. Diese Befunde weisen darauf hin, daß ein überhöhter Valinstoffwechsel im Splanchnikus die selektive Erniedrigung der Valinkonzentrationen bei Urämie erklären könnte.

Da die Plasmatyrosinkonzentration niedrig und die Tyrosinsynthese aus Phenylalanin herabgesetzt ist, kann Tyrosin als eine essentielle Aminosäure bei Urä-

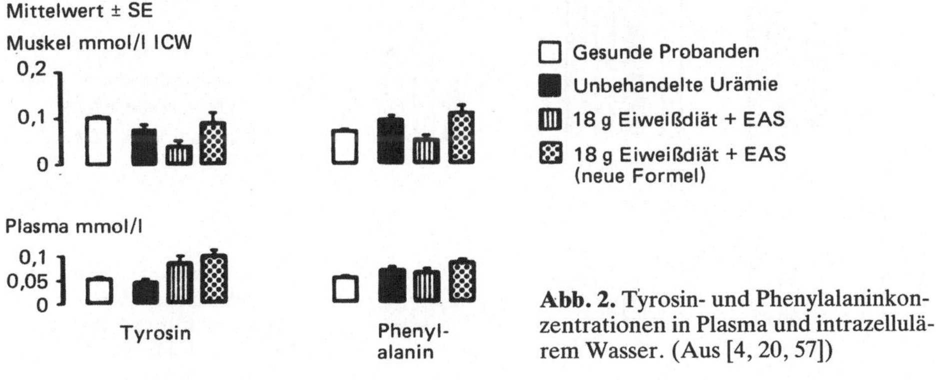

Abb. 2. Tyrosin- und Phenylalaninkonzentrationen in Plasma und intrazellulärem Wasser. (Aus [4, 20, 57])

mie angesehen werden. Dementsprechend wurde die Gabe von Tyrosinzusätzen bei urämischen Patienten empfohlen. Eine Behandlung mit eiweißarmer Diät, die mit einem tyrosinfreien Aminosäuregemisch ergänzt ist, führt zu einer weiteren Abnahme der intrazellulären Tyrosinkonzentration und untermauert die Unentbehrlichkeit des Tyrosins bei der Urämie [4].

Bei urämischen Patienten, die einen tyrosinhaltigen Aminosäurezusatz erhielten, wurde dagegen eine Normalisierung der Plasmatyrosinkonzentration festgestellt [90]. Ein normaler Tyrosinspiegel im Plasma schließt jedoch nicht eine mögliche Erschöpfung des intrazellulären Pools aus. Dies zeigen unsere Untersuchungen nach Verabreichung essentieller Aminosäurepräparate, die eine ausgeprägte Abnahme der intrazellulären Konzentration bei gleichzeitigen normalen Plasmaspiegeln zeigen (Abb. 2) [4, 5, 9].

Der intrazelluläre Threoninspiegel normalisierte sich trotz der Behandlung mit essentiellen Aminosäuren nicht vollständig, wohingegen Lysin und Histidin auf Werte oberhalb der Normgrenze anstiegen (Abb. 3). Diese Befunde könnten darauf hindeuten, daß die Zufuhr von Threonin mit der hier verwendeten Formel vermutlich nicht ausreicht, um den Bedarf bei Urämie zu decken, wohingegen die Versorgung mit Lysin und Histidin den Bedarf übersteigt.

Die Tatsache, daß urämische Patienten einen erhöhten Bedarf an essentiellen Aminosäuren zu haben scheinen, bedeutet nicht unbedingt, daß alle essentiellen Aminosäuren in größeren Mengen verabreicht werden müssen. Es ist vielmehr anzunehmen, daß die Eiweißsynthese bei Urämie selektiv durch niedrige intrazelluläre Pools von Valin, Threonin und Tyrosin und, zumindest bei unbehandelten Patienten, von Histidin begrenzt wird.

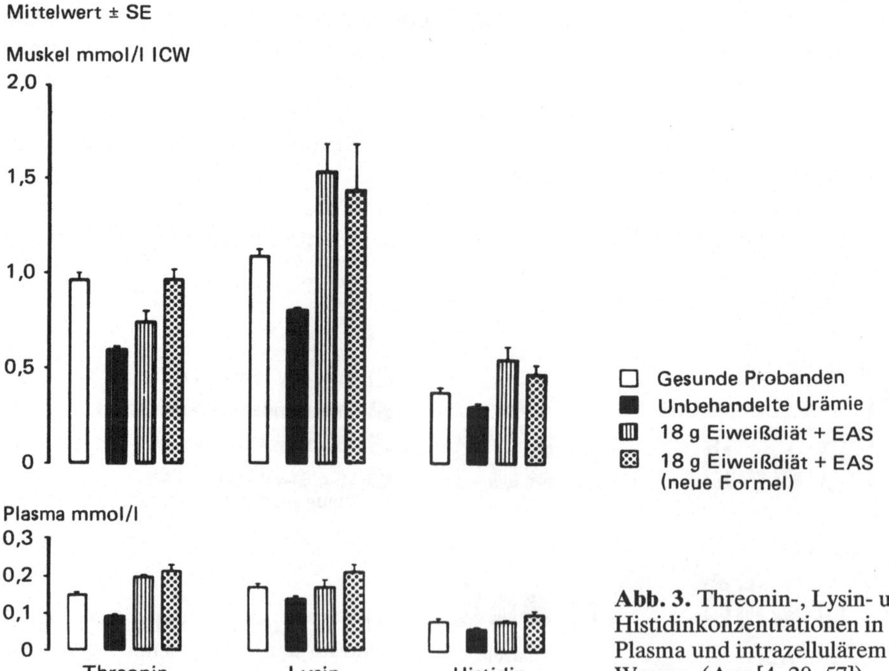

Abb. 3. Threonin-, Lysin- und Histidinkonzentrationen in Plasma und intrazellulärem Wasser. (Aus [4, 20, 57])

Neue Konzeption für die essentiellen Aminosäuren

Die bisher in dieser Zusammenfassung zitierten Studien haben ergeben, daß bei Patienten mit präterminalem Nierenversagen einige, jedoch nicht alle Abweichungen bei den intrazellulären Aminosäurewerten durch die Ernährung korrigiert werden können. Dies veranlaßte uns, die Zusammensetzung unserer oralen Aminosäurepräparate zu modifizieren. Auf der Basis der ermittelten intrazellulären Aminosäurekonzentrationen wurde eine neue Aminosäureformel mit einem veränderten Verhältnis der verzweigtkettigen Aminosäuren (mehr Valin als Leucin) und einem Zusatz an Tyrosin entwickelt [4, 19, 21]. Der Threoningehalt wurde ebenfalls erhöht, wohingegen die relativen Anteile von Histidin, Leucin, Isoleucin, Lysin, Methionin und Phenylalanin verringert wurden (Abb. 4).

Die Zufuhr einer eiweißarmen, mit diesem neuen Aminosäuregemisch ergänzten Diät führte zu einer Normalisierung der intrazellulären Valinkonzentration; weiterhin konnte der zuvor beobachtete Antagonismus zwischen den 3 verzweigtkettigen Aminosäuren unterbunden werden (Abb. 5). In ähnlicher Weise norma-

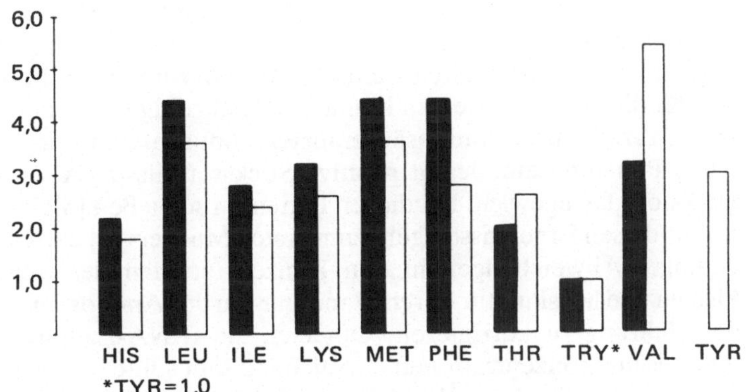

Abb. 4. Vergleich der Aminosäurezusammensetzung bei Nahrungszusätzen. Tryptophan *(TRY)* wird als Referenzaminosäure herangezogen (TRY = 1). ■ Aminess: □ neu entwickeltes Aminosäurepräparat. (Aus [4, 20, 52])

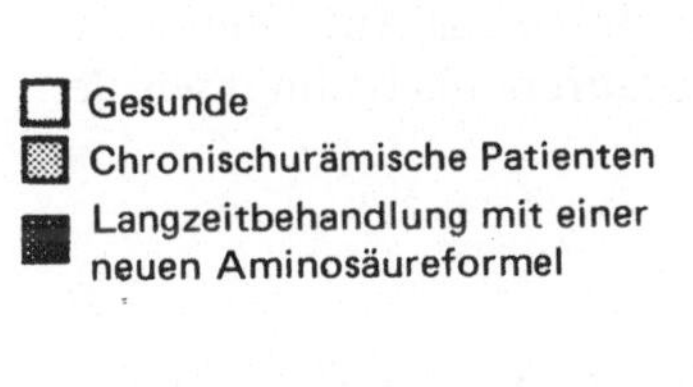

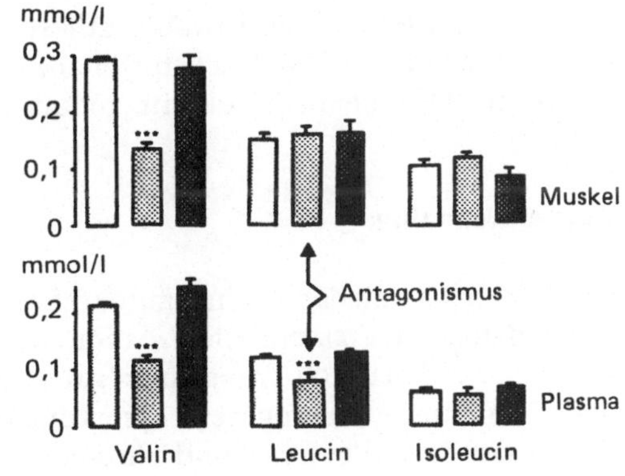

Abb. 5. Einfluß der Ernährung auf den Antagonismus der verzweigtkettigen Aminosäuren bei Urämie. (Aus [4, 20, 57])

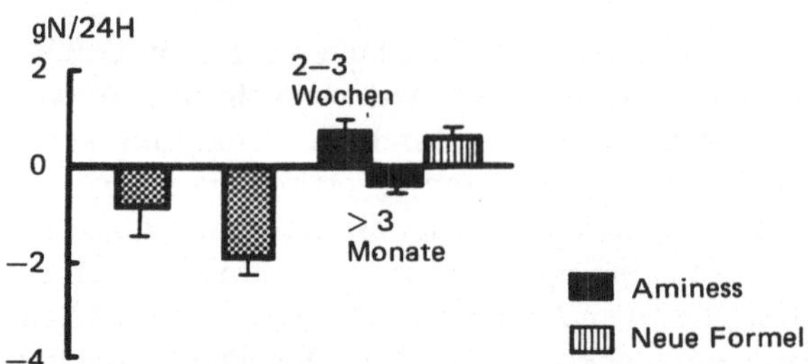

Abb. 6. Stickstoffbilanz bei Patienten, die mit eiweißarmen Diäten ohne (▨) und mit essentiellen Aminosäureansätzen (■; ▥) behandelt wurden. Die Stickstoffbilanzen wurden entsprechend den Änderungen in Gesamtkörperharnstoff korrigiert (Gesamtkörperwasser mal Serumharnstoffstickstoff). (Aus [4, 52, 57, 73])

lisierten sich auch die intrazellulären Tyrosin- und Threoninkonzentrationen, während die intrazellulären Lysin- und Histidinspiegel noch immer erhöht waren (s. Abb. 2 und 3). Diese letzte Beobachtung läßt vermuten, daß evtl. weitere Modifikationen in der Zusammensetzung des Aminosäuregemisches erforderlich sind, um das intrazelluläre essentielle Aminosäuremuster bei chronischer Urämie vollständig normalisieren zu können. Gleichzeitig mit dem teilweise normalisierten intrazellulären Aminosäuremuster beobachteten wir bei chronisch urämischen Patienten eine leicht positive Stickstoffbilanz (Abb. 6); dies läßt auf ein Stickstoffgleichgewicht bei diesen Patienten schließen [6].

Aus diesen Ergebnissen geht zum ersten Mal hervor, daß es möglich ist, urämiebedingte Abweichungen in den Konzentrationen der freien Aminosäuren in Plasma und Muskulatur durch Manipulation der Aminosäurezusammensetzung in der Nahrung zu korrigieren. Obgleich die tRNA-Ladung selbst bei niedrigen Aminosäurekonzentrationen ausreichend sein sollte, kann eine evtl. auftretende Kompartimentierung in der Zelle am Ort der Eiweißsynthese im Vergleich mit der Gesamtgewebekonzentration zu niedrigeren Aminosäurespiegeln führen. Eine dadurch bedingte verringerte tRNA-Ladung könnte in einer Hemmung der Eiweißsynthese resultieren [86]. Darüber hinaus kann Aminosäuremangel den Appetit reduzieren [47] und auf andere, nicht genau definierte Weise den zellulären Stoffwechsel und die Eiweißsynthesen beeinträchtigen [8]. Daher ist es vorstellbar, daß die positive Stickstoffbilanz (s. Abb. 6) durch das Auffüllen der einzelnen, bei Urämie niedrigen intrazellulären Aminosäurepools bedingt würde.

Ketosäureanaloga

Als Alternative zu der Aminosäureergänzung wurden auch entsprechende Ketosäureanaloga der essentiellen Aminosäuren eingesetzt. Diese stickstofffreien Analoga werden durch Transaminierungsreaktionen in die entsprechenden essentiellen Aminosäuren umgesetzt. Tierversuche haben gezeigt, daß alle essentiellen Aminosäuren, außer Lysin und Threonin, im Körper synthetisiert werden können

[85]. Desgleichen wurde nachgewiesen, daß alle essentiellen Aminosäuren, außer Lysin und Threonin, sowohl bei gesunden als auch bei urämischen Probanden in der Ernährung durch α-Ketoanaloga ersetzt werden können [40, 73, 77].

Die Ketoanaloga von Valin, Isoleucin, Leucin und Phenylalanin und die Hydroxyanaloga von Methionin werden i. allg. zusammen mit den essentiellen Aminosäuren Lysin, Threonin, Histidin, Tryptophan und Tyrosin als Kalziumsalze zugeführt [67]. Alternativ erfolgt die Zufuhr der Ketoanaloga als Salze der basischen Aminosäuren Ornithin bzw. Lysin [68]. Derartige Aminosäure-Ketosäure-Gemische enthalten im Vergleich mit den entsprechenden equimolaren essentiellen Aminosäurepräparaten mehr Aminogruppen, da es sich bei Ornithin um eine zweibasische Aminosäure handelt.

Um die zu erwartende nicht vollständige Umwandlung der Ketoanaloga zu Aminosäuren zu kompensieren, richtet sich die molare Zusammensetzung der im Handel erhältlichen Ketosäurenkalziumsalzpräparate entweder nach dem Verhältnis der essentiellen Aminosäure nach Rose [75] ohne Tyrosinzusatz aus [91], oder basiert auf einer modifizierten Konzeption von Walser [30] mit 2- bzw. 3fach höheren Anteilen an essentiellen Aminosäuren unter Zusatz von Tyrosin. Bisher liegen nur wenige Daten über den Umfang der Verwertung von Ketoanaloga bei gesunden und urämischen Personen vor. Halliday et al. verabreichten gesunden Probanden und urämischen Patienten oral oder intravenös ^{13}C-markierte α-Ketoanaloga von Valin und Phenylalanin. Die Bildung der entsprechenden essentiellen Aminosäuren aus den α-Ketosäuren erreichte eine Größenordnung von 25–50%, ungeachtet des Gesundheitszustandes des Individuums und des gewählten Verabreichungswegs [45]. Ähnliche Umwandlungsraten wurden für die Ketoanaloga Ketovalin und Ketoleucin bei gesunden und urämischen Ratten beobachtet [60]. Unter einer sehr eiweißarmen Diät betrug die Effizienz der Umwandlung für Ketoleucin 68–78% [33]. Diese Studien lassen stark darauf schließen, daß nicht nur die Anteile, sondern auch die Mengen der einzelnen Ketosäuren kritisch unter die Lupe genommen werden müssen, bevor ein optimales Ketosäurenpräparat empfohlen werden kann.

Entsprechend der Theorie werden durch die Substitution mit Ketoanaloga anstelle der eigentlichen Aminosäuren die essentiellen stickstofffreien Kohlenstoffgerüste zugeführt, wodurch die Stickstoffbelastung bei schwerem Nierenversagen abnehmen sollte. Tatsächlich hemmt das Ketosäurenanalogon von Leucin, α-Ketoisocapronsäure (KICA) nachweislich den Eiweißabbau in der Skelettmuskulatur, während Leucin die Eiweißsynthese stimuliert [65]. In den von uns durchgeführten Studien konnte jedoch durch die Ergänzung einer eiweißarmen Diät mit einem Ketosäurenanalogongemisch (modifizierte Walser-Formel) das intrazelluläre Aminosäuremuster nach 3monatiger Behandlung nicht normalisiert werden. Zudem wurde eine leicht negative Stickstoffbilanz beobachtet [1, 5, 18]. Es ist bislang noch unklar, ob eine quantitative Modifizierung des Ketosäurengemischs Vorteile gegenüber den eingesetzten herkömmlichen Präparaten erbringen würde.

Zukunftsperspektiven

Trotz bedeutender Fortschritte bleiben noch immer eine Vielzahl von Problemen bezüglich der adäquaten Zufuhr an Aminosäuren bei urämischen Patienten ungelöst. Dies gilt insbesondere hinsichtlich des Bedarfs und der Verwertung der stickstofffreien Analoga. Eine Beantwortung dieser ungelösten Fragen stellt jedoch eine Voraussetzung für eine weitere Optimierung der diätetischen Behandlung bei chronischem Nierenversagen dar.

Jüngste Forschungsergebnisse lassen darauf schließen, daß Tyrosin bei Patienten, die eine eiweißarme Diät erhalten haben, in größeren Mengen zugeführt einer Ergänzung mit Serin bei konservativ behandelten und hämodialysierten Patienten, die zusätzlicher Aminosäuren bedürfen, in Betracht gezogen werden muß. Dagegen sollte der Anteil von Lysin und Histidin in den derzeit erhältlichen Präparaten verringert werden.

Wie bereits erwähnt, hat Taurin wichtige biologische Funktionen, u.a. fördert es den Kalziumtransport und die Membranbindung, übt einen positiv-inotropen Effekt im Herzen aus und ist für die einwandfreie Funktion der Retina erforderlich [48]. Es kann daher lohnend sein herauszufinden, ob eine Ergänzung mit Taurin günstige Auswirkungen auf die urämische Erschöpfung und Myopathie hat bzw. die häufig bei urämischen Patienten angetroffenen ZNS-Störungen verringern könnte.

Es sind fast 150 Jahre seit Dunglisons Definition der Urämie vergangen [32]. Generationen von Wissenschaftlern haben keine Mühe gescheut, die verschiedenen Stoffwechselveränderungen, die diesem pathologischen Zustand zugrunde liegen, zu verstehen. Als Rose und seine Mitarbeiter das Threonin als letzte der 20 proteinogenen Aminosäuren im Jahre 1935 entdeckt hatten [63], sind sie vermutlich davon ausgegangen, daß die Arbeit mit den Aminosäuren und dem Eiweiß nun eigentlich erledigt sei. Entgegen dieser Ansicht sind Aminosäuren zweifellos noch immer eine „diffizile Angelegenheit", und selbst heute noch gehört die Aminosäureforschung zu den komplexesten und umstrittensten Gebieten in der gesamten Gesundheits- und Krankheitsforschung. Da die Aminosäurebilanzstörungen und -antagonismen das Haupträtsel beim Verständnis der Urämiepathogenese darstellen, könnte ein gemeinsamer, konzertierter Vorstoß zur Entschleierung dieser Problematik Licht hinter die Geheimnisse der Eiweiß- und Aminosäurestoffwechselsteuerung bei chronischem Nierenversagen bringen.

Literatur

1. Alvestrand A (1983) Amino acid and glucose metabolism in patients with chronic renal failure. Thesis, Karolinska Institute, Stockholm
2. Alvestrand A, Bergström J, Fürst P (1979) Intracellular free amino acids in patients treated with regular haemodialysis (HD). Proc Eur Dial Transplant Assoc 16:129–134
3. Alvestrand A, Ahlberg M, Bergström J, Fürst P (1981) The effect of nutritional regimens on branched chain amino acid (BCAA) antagonism in uremia. In: Walser M, Williamson JR (eds) Metabolism and clinical implications of branched chain amino and ketoacids. Elsevier, North Holland, pp 605–613
4. Alvestrand A, Fürst P, Bergström J (1982) Plasma and muscle free amino acids in uremia: influence of nutrition with amino acids. Clin Nephrol 18:297–305

5. Alvestrand A, Fürst P, Bergström J (1983a) Intracellular amino acids in uremia. Kidney Int 24 [Suppl] 16:9−16
6. Alvestrand A, Ahlberg M, Fürst P, Bergström J (1983b) Clinical results of long-term treatment with a low protein diet and new amino acid preparation in patients with chronic uremia. Clin Nephrol 19:67−73
7. Alvestrand A, De Fronzo RA, Smith D, Wahren J (1987) Influence of hyperinsulinemia on intracellular amino acid levels and amino acid exchange across splanchnic and leg tissues in uremia. Clin Sci
8. Austin SA, Clemens MJ (1981) The regulation of protein synthesis in mammalian cells by amino acid supply. Biosci Rep 1:35−42
9. Bergström J, Alvestrand A (1984) Therapy with branched-chain amino acids and ketoacids in chronic uremia. In: Adibi SA, Fekl W, Langenbeck U (eds) Branched-chain amino acids and ketoacids in health and disease. S.A. Karger, Basel, pp 391−422
10. Bergström J, Fürst P (1983) Uremic toxins. In: Drukker W, Parsons FM, Maher JF (eds) Replacement of renal function by dialysis, 2nd edn. Nijhoff, Boston The Hague Dordrecht Lancaster, pp 354−390
11. Bergström J, Fürst P (1983) Other uremic toxins. In: Massry SG, Glassock RJ (eds) Textbook of nephrology, vol 2. Williams & Wilkins, Baltimore London, pp 7.8−7.11
12. Bergström J, Fürst P, Josephson B, Noree LO (1970) Improvement of nitrogen balance in a uremic patient by the addition of histidine to essential amino acid solutions given intravenously. Life Sci 9:794−797
13. Bergström J, Fürst P, Noree LO, Vinnars E (1972) The effect of peritoneal dialysis on the intracellular free amino acids in muscle from uremic patients. Proc Eur Dial Transplant Assoc 9:393
14. Bergström J, Fürst P, Josephson B, Noree LO (1972) Factors affecting the nitrogen balance in chronic uremic patients receiving essential amino acids intravenously or by mouth. Nutr Metab 14:162−170
15. Bergström J, Bucht H, Fürst P, Hultman E, Josephson B, Noree LO, Vinnars E (1972) Intravenous nutrition with amino acid solutions in patients with chronic uremia. Acta Med Scand 191:359−367
16. Bergström J, Fürst P, Noree LO (1975) Treatment of chronic uremic patients with protein-poor diet and oral supply of essential amino acids. I. Nitrogen balance studies. Clin Nephrol 3:187−194
17. Bergström J, Fürst P, Noree LO, Vinnars E (1978) Intracellular free amino acids in muscle tissue of patients with chronic uremia: effect of peritoneal dialysis and infusion of essential amino acids. Clin Sci [Suppl] 54:51−60
18. Bergström J, Ahlberg M, Alvestrand A, Fürst P (1978) Metabolic studies with keto acids in uremia. Am J Clin Nutr 31:1761−1766
19. Bergström J, Alvestrand A, Fürst P (1985) Evaluation of amino acid requirements in uremia by determination of intracellular free amino acid concentrations in muscle. In: Boucot-Cummings N, Klahr S (eds) Chronic Renal Disease. Plenum Publishing, New York, pp 568−571
20. Bergström J, Qureshi GA, Rashed Qureshi A (1987) Inhibition of cysteine sulphonic acid decarboxylase in chronic renal failure. Abstract Nephrology, Dialysis and Transplantation
21. Bergström J, Ahlberg M, Alvestrand A, Fürst P (1987) Amino acid therapy for patients with chronic renal failure. Infusionsther Klin Ernähr 14 5:9−11
22. Bergström J, Alvestrand A, Fürst P, Lindholm N (in press) Sulphur amino acids in plasma and muscle in patients with chronic failure; evidence for taurine depletion. Clin Sci
23. Biasioli S, D'Andrea GM, Feriani M, Charmonte S, Fabris A, Ronco C, La Greca G (1986) Uremic encephalopathy; an updating. Clin Nephrol 25:57−63
24. Borah MF, Schönfeld PY, Gotch FA, Sargent IA, Wolfson M, Humphreys MH (1978) Nitrogen balance during intermittent dialysis therapy of uremia. Kidney Int 14:491−500
25. Brown CL, Houghton BJ, Souhami RL, Richards P (1972) The effects of low-protein diet and uremia upon urea cycle enzymes and transaminases in rats. Clin Sci 43:371−376
26. Budd MA, Tanaka K, Holmes LB, Efron ML, Crawford JD, Isselbacher KJ (1967) Isovaleric acidemia: clinical features of a new genetic defect of leucine metabolism. N Engl J Med 277:321−327

24   P. Fürst

27. Cernacek P, Becvarova H, Gerova Z, Valek A, Spustova V (1980) Plasma tryptophan level in chronic renal failure. Clin Nephrol 14:246–249
28. Chami J, Reidenberg MM, Wellner D, David DS, Rubin AL, Stenzel KH (1978) Pharmacokinetics of essential amino acids in chronic dialysis patients. Am J Clin Nutr 31:1652–1659
29. Chan W, Wang M, Kopple JD, Swendseid MD (1974) Citrulline levels and urea cycle enzymes in uremic rats. J Nutr 104:678–683
30. Connelly JL, Danner DJ, Bowden JA (1968) Branched chain alpha-ketoacid metabolism I. Isolation, purification and partial characterization of bovine liver alpha-keto-isocaproic: alpha-keto-beta-methylvaleric acid dehydrogenase. J Biol Chem 243:1198–1203
31. Druml W, Burger U, Kleinberger G, Lenz K, Laggner A (1986) Elimination of amino acids in renal failure. Nephron 42:62–67
32. Dunglison R (1845, 1853, 1854, 1857, 1868) Medical Lexicon – A Dictionary of Medical Science. Blanchard & Lea, Philadelphia
33. Epstein CM, Chawla RK, Wadsworth A, Rudman D (1980) Decarboxylation of alpha-ketoisovaleric acid after oral administration in man. Am J Clin Nutr 53:1968–1974
34. Fernstrom JD, Wurtman RJ (1972) Brain serotonin content: physiological regulation by plasma neutral amino acids. Science 178:414–417
35. De Fronzo RA, Nadres R, Edgar P, Walker WG (1973) Carbohydrate metabolism in uremia. A review. Medicine 52:469–481
36. De Fronzo RA, Smith D, Alvestrand A (1983) Insulin action in uremia. Kidney Int 24 16:102–114
37. Fürst P (1972) ^{15}N-studies in severe renal failure. II. Evidence for the essentiality of histidine. Scand J Clin Lab Invest [Suppl] 30:307–312
38. Fürst P (1985) Regulation of intracellular metabolism of amino acids. Sir Arvid Wretlind Lecture. In: Bozzetti F, Dionigi R (eds) Nutrition in cancer and trauma sepsis. Karger, Basel, pp 21–53
39. Fürst P, Alvestrand A, Bergström J (1980) Effects of nutrition and catabolic stress on intracellular amino acid pools in uremia. Am J Clin Nutr 33:1387
40. Giordano C, De Pascale L, Philips M, De Santo N, Fürst P, Richards P (1972) Utilization of ketoacid analogues of valine and phenylalanine in health and uremia. Lancet I:178–182
41. Giordano C, De Santo NG, Rinaldi S, De Pascale C, Pluvio M (1972) Histidine and glycine essential amino acids in uremia. In: Kluthe R, Berlyne G, Burton B (eds) Uremia: An international conference on pathogenesis, diagnosis, and therapy. Thieme, Stuttgart, pp 138–143
42. Gulyassy PF, de Torrente A (1975) Tryptophan metabolism in uremia. Kidney Int 7:311–315
43. Gulyassy PF, Aviram A, Peters JH (1970) Evaluation of amino acid and protein requirements in chronic uremia. Arch Intern Med 7:855–859
44. Gulyassy PF, Peters JH, Schoenfeld P (1972) Transport and protein binding of tryptophan in uremia. In: Kluthe R, Berlyne G, Burton B (eds) Uremia: An international conference on pathogenesis, diagnosis and therapy. Thieme, Stuttgart, pp 163–170
45. Halliday D, Madigan M, Chalmers RA, Purhiss P, Ell S, Bergström J, Fürst P, Neuhäuser M, Richards P (1981) The degree of conversion of alpha-ketoacids to valine and phenylalanine in health and uremia. Q J Med 50:53–62
46. Harker LA, Ross R, Slichter SJ, Scott CR (1976) Homocystine-induced arteriosclerosis. The role of endothelial cell injury and platelet response in its genesis. J Clin Invest 58:731–741
47. Harper AE (1964) Amino acid toxicities and imbalances. In: Munro HN, Allison JB (eds) Mammalian Protein Metabolism, vol II. Academic Press, New York, pp 87–134
48. Hayes KC, Sturman JA (1981) Taurine in metabolism. Annu Rev Nutr I:401–425
49. Ichihara A, Koyama E (1966) Transaminase of branched chain amino acids. I. Branched chain amino acids-alpha-ketoglutarate transaminase. J Biochem (Tokyo) 59:160–169
50. Jones MR, Kopple JD (1978) Valine metabolism in normal and chronically uremic man. Am J Clin Nutr 31:1660–1664
51. Jones MR, Kopple JD, Swendseid ME (1978) Phenylalanine metabolism in uremic and normal man. Kidney Int 14:169–179

52. Kopple JD (1983) Amino acid metabolism in chronic renal failure. In: Blackburn GL, Grant JP, Young VR (eds) Amino acids. Metabolism and medical applications. John Wright PSG, Boston, pp 451–471
53. Kopple JD (1983) Nitrogen metabolism. In: Massrys SG, Glassock RJ (eds) Textbook of nephrology, vol. 2. pp 7.79–7.87
54. Kopple JD, Swendseid ME (1974) Nitrogen balance and plasma amino acid levels in uremic patients fed an essential amino acid diet. Am J Clin Nutr 27:806–812
55. Kopple JD, Swendseid ME (1975) Evidence that histidine is an essential amino acid in normal and chronically uremic man. J Clin Invest 55:881–891
56. Kopple JD, Swendseid ME (1976) Effect of protein intake and uremia on plasma amino acid levels, Kidney Int 10:560–568
57. Kopple JD, Swendseid ME (1978) Effect of histidine intake on plasma and urine. Histidine levels, nitrogen balance and N-methyl-histidine excretion in normal and chronically uremic men. J Nutr III:931–942
58. Kopple JD, Mercurio K, Blumenkranz MJ et al. (1981) Daily requirement for pyridoxine supplements in chronic renal failure. Kidney Int 19:694–704
59. Kopple JD, Flugel R, Jones MR (1981) Branched-chain amino acids in chronic renal failure. In: Walser M, Williamson JR (eds) Metabolism and clinical implications of branched chain amino and ketoacids. Developments in Biochemistry, vol 18. Elsevier, North Holland New York, pp 555–567
60. Laouari D, Kamoun PP, Rocchiccioli F, Dodu C, Kleinknecht C, Broyer M (1986) Efficiency of substitution of 2-ketoisocaproic acid and 2-ketoisovaleric acid in the diet of normal and uremic growing rats. Am J Clin Nutr 44:832–846
61. Letteri JM, Scipione RA (1974) Phenylalanine metabolism in chronic renal failure. Nephron 13:365–371
62. Maier KP, Hoppe-Seyler G, Talke H, Fröhlich J, Schollmeyer P, Gerok W (1978) Enzymatic and metabolic studies on carbohydrate and amino acid metabolism in rat liver during acute uremia. Eur J Clin Invest 3:201–207
63. Mc Coy RH, Meyer CE, Rose WC (1935) Feeding experiments with mixtures of highly purified amino acids. VIII. Isolation and identification of a new essential amino acid. J Biol Chem 112:283–302
64. McKusick VA (1972) Heritable disorders of connective tissue. Mosby, St. Louis, pp 233–236
65. Mitch WE, Clark AS (1984) Specificity of the effect of leucine and its metabolites on protein degradation in skeletal muscle. Biochem J 222:579–586
66. Mitch WE, Steinmann TI (1987) Treatment of progressive chronic renal failure. Implications for changing the composition of amino acid and ketoacid supplements. Contrib Nephrol 55:28–35
67. Mitch WE, Walser M (1977) Nitrogen balance of uremic patients receiving branched chain ketoacids and the hydroxy-analogue of methionine as substitutes for the respective amino acids. Clin Nephrol 8:341–344
68. Mitch WE, Abras E, Walser M (1982) Long-term effects of a new ketoacid amino acid supplement in patients with chronic renal failure. Kidney Int 22:48–53
69. Odessey R, Goldberg AL (1972) Oxidation of leucine by rat skeletal muscle. Am J Physiol 22:1376–1383
70. Pickford JC, McGale EHF, Aber GM (1973) Studies on the metabolism of phenylalanine and tyrosine in patients with renal disease. Clin Chim Acta 48:77–83
71. Pitts RF (1973) Production and excretion of ammonia in relation to acid-base regulation. In: Orloff J, Berliner RW (eds) Handbook of Physiology. American Physiological Society, Washington DC
72. Randle PJ (1981) Discussion. In: Walser M, Williamson JR (eds) Metabolism and clinical implications of branched chain amino and ketoacids. Developments in Biochemistry, vol 18. Elsevier, North Holland New York, p 619
73. Richards P, Brown CL, Houghton BJ, Thompson E (1971) Synthesis of phenylalanine and valine by healthy and uremic men. Lancet II:128–134
74. Rippich T, Katz N, Mix A, Kluthe R (1977) Applikation von Ketoanalogen essentieller Aminosäuren bei chronischer Niereninsuffizienz. Z Ernährungswiss [Suppl] 19:43–54

75. Rose EC (1949) Amino acid requirements of man. Proc Fedn Am Socs Exp Biol 8:546
76. Rubini ME, Gordon S (1968) Individual plasma-free amino acids in uremics: effects of hemodialysis. Nephron 5:339–351
77. Rudman D (1971) Capacity of human subjects to utilize ketoanalogues of valine and phenylalanine. J Clin Invest 50:90–96
78. Saito A, Niwa T, Maeda K, Kobayashi K, Yamamaots J, Ohta K (1980) Tryptophan and indolic tryptophan metabolites in chronic renal failure. Am J Clin Nutr 33:1402–1406
79. Segal S, Thier SO (1973) Renal handling of amino acids. In: Orloff J, Berliner RW (eds) Handbook of physiology: section 8 renal physiology. American Physiological Society, Washington DC
80. Shinnic FL, Harper EA (1977) Effects of branched-chain amino acid antagonism in the rat on tissue amino acid and ketoacid concentrations. J Nutr 107:887–895
81. Smolin LA, Laidlaw SA, Kopple JD (1987) Altered plasma free and protein-bound sulfur amino acid levels in patients undergoing maintenance hemodialysis. Am J Clin Nutr 45:737–743
82. Stonier C, McGale EH, Aber GM (1984) Studies of phenylalanine hydroxylase activity in patients with chronic renal failure: the effect of haemodialysis. Clin Chim Acta 143:115–122
83. De Torrente A, Glazer GB, Gulyassy P (1974) Reduced in vitro binding of tryptophan by plasma in uremia. Kidney Int 6:222–229
84. Walser M (1980) Determinants of ureagenesis with particular references to renal failure, Kidney Int 17:709–721
85. Walser M, Lund P, Ruderman NB (1973) Synthesis of essential amino acids from their alpha-ketoanalogues by perfused rat liver and muscle. J Clin Invest 52:2865–2877
86. Waterlow JC, Garlick PJ, Millward DJ (1978) Protein turnover in mammalian tissues and in the whole body. Elsevier, North Holland Amsterdam, p 656
87. Wilcken DLE, Gupta VJ, Reddy SG (1980) Accumulation of sulphur-containing amino acids including cysteine-homocysteine in patients on maintenance haemodialysis. Clin Sci 58:427–430
88. Young GA, Parsons FM (1973) Impairment of phenylalanine hydroxylation in chronic renal insufficiency. Clin Sci [Suppl] 45:89–97
89. Young VR, Pellett L (1987) Protein intake and requirements with reference to diet and health. Am J Clin Nutr 45:1323–1343
90. Young GA, Keogh JB, Parsons FM (1975) Plasma amino acids and protein levels in chronic renal failure and changes caused by oral supplements of essential amino acids. Clin Chim Acta 61:205
91. Zimmermann EW, Meisinger E, Weinel B, Strauch M (1979) Essential amino acid/keto-analogue supplementation: an alternative to unrestricted protein intake in uremia. Clin Nephrol 11:71–78

3. Diätetische Konzeptionen in der konservativen Therapie der chronischen Niereninsuffizienz

R. Schmicker

Einleitung

Trotz beeindruckender Ergebnisse in der Therapie der terminalen Niereninsuffizienz durch Dialyse und Nierentransplantation hat in den prädialytischen Stadien der chronischen Niereninsuffizienz die konservative Therapie weiterhin eine entscheidende Bedeutung auch im Hinblick auf das Spätergebnis in der aktiven Behandlungsphase durch Dialyse und Transplantation. Die konservative Therapie ist besonders deshalb in den letzten Jahren wieder in den Mittelpunkt wissenschaftlicher Untersuchungen gerückt, da es klinische Hinweise für eine Verzögerung der Progredienz der chronischen Niereninsuffizienz durch die Eiweißrestriktion gibt [1, 2, 3, 15, 16, 19, 22, 25, 26, 29, 32, 36]. Bei den meisten klinischen Studien handelt es sich um retrospektive und unkontrollierte Untersuchungen. Aus diesem Grunde wird gegenwärtig eine prospektive und randomisierte europäische Multicenterstudie durchgeführt, um an einem randomisierten Krankengut den Einfluß der Proteinrestriktion auf die Progredienz der chronischen Niereninsuffizienz zu prüfen. Für die klinische Praxis hat sich die Einteilung der chronischen Niereninsuffizienz in 4 Stadien (in Anlehnung an Sarre) bewährt:

1. Stadium der vollen Kompensation (eingeschränkte Nierenleistungsbreite ohne Anstieg der harnpflichtigen Substanzen; glomeruläre Filtrationsrate zwischen 80 und 50 ml/min);
2. Stadium der kompensierten Retention (Serumkreatinin zwischen 120 und 700 µmol/l; glomeruläre Filtrationsrate zwischen 50 und 10 ml/min);
3. Stadium der dekompensierten Retention (Serumkreatinin über 700 µmol/l; glomeruläre Filtrationsrate zwischen 10 und 5 ml/min);
4. Terminalstadium (Serumkreatinin über 900−1000 µmol/l; glomeruläre Filtrationsrate unter 5 ml/min).

Während die ersten 3 Stadien der chronischen Niereninsuffizienz eine Domäne der konservativen Therapie sind, ist im Terminalstadium ein aktives Vorgehen mittels Dialyse und/oder Transplantation notwendig. Die konservative Therapie umfaßt nach den heutigen Erkenntnissen 3 Schwerpunkte:

1) Therapie des Grundleidens,
2) Diättherapie,
3) symptomatische medikamentöse Maßnahmen

Klinik für Innere Medizin (Direktor: Prof. Dr. sc. med. Dr. h.c. mult. H. Klinkmann). Wilhelm-Pieck-Universität Rostock, DDR

Die Grundpfeiler der konservativen Therapie der chronischen Niereninsuffizienz sind die diätetischen Maßnahmen, die je nach dem Grad des Nierenversagens variiert werden. Voraussetzung für die Durchführung der diätetischen Behandlung, die besonders bei der streng eiweißarmen Form einschneidende Ernährungsumstellungen erfordert, ist eine enge Kooperation zwischen dem Patienten, der Diätassistentin, der Schwester und dem Arzt.

Grundprinzipien der Diät

Das Grundprinzip der Diät besteht darin, die anfallenden Stoffwechselendprodukte des Eiweißstoffwechsels zu vermindern und eine ausreichende Diurese zu erzielen. Dabei sind folgende Grundrichtlinien einzuhalten:

1) Restriktion der Proteinzufuhr unter Berücksichtigung der biologischen Wertigkeit,
2) Restriktion der Phosphatzufuhr,
3) ausreichend hohe Kalorienzufuhr,
4) ausgeglichene Flüssigkeitsbilanz,
5) ausgeglichene Elektrolytbilanz,
6) ausreichende Vitaminzufuhr.

Die Ernährungsmaßnahmen während der konservativen Therapie können nur dann erfolgreich sein, wenn die folgenden von Giovannetti [12] formulierten Kontraindikationen beachtet werden:

1) Patienten im Terminalstadium,
2) Patienten mit schweren urämischen Komplikationen (Perikarditis, Polyneuropathie),
3) Patienten mit therapieresistenter Hypertonie,
4) Patienten mit schwerer Salz- und Wasserretention,
5) Patienten mit schlechter Compliance zu der Diät.

Ein häufiger Vorwurf, der der Diättherapie in der chronischen Niereninsuffizienz gemacht wird, ist der, daß sich unter diesen Behandlungsmaßnahmen ein Katabolismus entwickelt. Man geht teilweise sogar so weit, die Auslösung der katabolen Zustände unter der später notwendigen Dialysetherapie ebenfalls der diätetischen Therapie in der prädialytischen Phase anzulasten, obwohl es bisher keine Vergleichsuntersuchungen für diese Annahme gibt, die einer exakten wissenschaftlichen Nachprüfung standhalten. Es ist bekannt, daß unter der proteinarmen Diät eine erhöhte Gefahr der Entwicklung eines Katabolismus besteht, und zwar besonders dann, wenn die Energiezufuhr unzureichend ist [12, 19, 27, 29]. Man kann aber den Katabolismus nicht per se den konservativen Therapiemaßnahmen zuschreiben, sondern muß primär an eine fehlerhafte Behandlungsstrategie oder an eine unzureichende Compliance des Patienten denken. Außerdem ist die Entwicklung eines Proteinmangels unter der Eiweißrestriktion kein akuter Zustand [13]. Er entwickelt sich erst nach Wochen einer negativen Stickstoffbilanz, die vom behandelnden Arzt rechtzeitig erkannt werden kann, wenn er die notwendigen Kontrollen zur Einschätzung des Ernährungszustands regelmäßig durchführt.

Mögliche Ursachen des Katabolismus während der diätetischen Behandlungsphase der chronischen Niereninsuffizienz sind nachfolgend aufgelistet.

Ursachen des Katabolismus während der diätetischen Behandlungsphase der chronischen Niereninsuffizienz

- Unzureichende Energiezufuhr,
- unzureichende Zufuhr biologisch hochwertiger Proteine,
- Mangel an essentiellen Aminosäuren,
- unzureichend behandelte metabolische Azidose,
- Steroidtherapie,
- kataboler Streß bei bakteriellen und viralen Infekten sowie anderen interkurrenten Erkrankungen,
- urämische Stoffwechsellage,
- endokrine Störungen (Insulinresistenz, Testosterondefizit, Hyperparathyreoidismus, Hyperglukagonämie),
- gestörte metabolische Funktionen der Niere (verminderte Synthese und verminderter Abbau von Aminosäuren, unzureichende Degradierung und Elimination von hormonal aktiven Peptiden),
- Proteasen (erhöhter Proteinabbau).

Da in der klinischen Praxis der Grad der Nierenfunktionseinschränkung vorwiegend nach der Höhe des Serumkreatinins beurteilt wird, legt man bei den Diätempfehlungen meist den Kreatininwert zugrunde. Die von uns empfohlenen Richtlinien der Eiweißrestriktion und Energiezufuhr in Abhängigkeit vom Serumkreatinin sind in der Tabelle 1 zusammengefaßt.

Tabelle 1. Richtlinien der Eiweiß- und Energiezufuhr in Abhängigkeit vom Serumkreatinin

Kreatinin [μmol/l]	Eiweiß [g/kg KG/Tag]	Energie [kJ/kg KG/Tag]
<350	1,0	150
350−700	0,6	150
>700	0,4	150

Mit diesen diätetischen Maßnahmen werden im wesentlichen folgende Ziele verfolgt:

1) Reduktion der Harnstoffsynthese,
2) Reduktion des Anfalls toxischer Endprodukte des Eiweißstoffwechsels,
3) Vermeidung der glomerulären Hyperfiltration der Restnephrone,
4) Vermeidung von Imbalancen im Aminosäurenstoffwechsel,
5) Verminderung des sekundären Hyperparathyreoidismus,
6) Verminderung der Harnsäurezufuhr,
7) Verminderung der Phosphatzufuhr,
8) Sicherung einer anabolen Stoffwechsellage durch ausreichende Zufuhr an Energie und essentiellen Aminosäuren.

Grundsätzlich kann die Proteinrestriktion in Form der selektiv proteinarmen Diät (Giovannetti-Diät, Kartoffel-Ei-Diät nach Kluthe) oder der gemischt protein-armen Diät (Schwedendiät mit Substitution von essentiellen Aminosäuren bzw. deren Ketoanaloga) durchgeführt werden. In der streng eiweißarmen Variante sowohl der selektiv als auch der gemischt-proteinarmen Diät ist der Einsatz eiweißarmer Grundnahrungsmittel Voraussetzung, um die Zufuhr biologisch hochwertiger Proteine zu ermöglichen. In den folgenden Übersichten werden die Ernährungsempfehlungen in Abhängigkeit von den in Tabelle 1 angegebenen Kreatininbereichen schwerpunktmäßig zusammengefaßt.

Diät bei Kreatininwerten <350 μmol/l
- 1 g Protein/kg KG/Tag,
- 150 kJ/kg KG/Tag,
- Phosphatrestriktion (maximal 1,2 g/Tag),
- 1 g Kalzium/Tag,
- 5–6 g Kochsalz/Tag (Restriktion < 3 g/Tag nur bei schwerer Hypertonie und Ödeme,
- Flüssigkeitszufuhr (2,0 l/Tag).

Diät bei Kreatininwerten zwischen 350 und 700 μmol/l
- 0,6 g Protein/kg KG/Tag,
- 150 kJ/kg KG/Tag,
- Phosphatrestriktion (maximal 0,8 g/Tag),
- 1 g Kalzium/Tag,
- 5–6 g Kochsalz/Tag,
- Flüssigkeitszufuhr (2,0–2,5 l/Tag).

Diät bei Kreatininwerten >700 μmol/l
- 0,4 g Protein/kg KG/Tag,
- 150 kJ/kg KG/Tag,
- Phosphatrestriktion (maximal 0,6 g/Tag),
- 1–1,5 g Kalzium/Tag,
- 5–6 g Kochsalz/Tag,
- Flüssigkeitszufuhr (2,0–2,5 l/Tag: evtl. Bilanzierung),
- auf Kaliumzufuhr achten!

Selektiv proteinarme Diät

Es handelt sich um eine protein- und phosphatreduzierte hochkalorische Diät, die den Bedarf an essentiellen Aminosäuren durch die Zufuhr biologisch hochwerti-ger Eiweiße deckt. Giordano [11] konnte nachweisen, daß niereninsuffiziente Patienten ihren endogenen Harnstoffstickstoff für die Synthese der nicht essen-tiellen Aminosäuren nutzen können, wenn sie ausreichende Mengen von essen-tiellen Aminosäuren erhalten. Diese Untersuchungen brachten Giovannetti u. Maggiore [14] zur klinischen Anwendung, indem sie eine selektiv proteinarme Kost ausarbeiteten, die als biologisch hochwertiges Protein hauptsächlich das Eiweiß enthielt. Auf Fleisch-, Wurst- und Fischwaren muß bei dieser Kostform völlig verzichtet werden. Zur Abdeckung des Energiebedarfs werden eiweißarme Teigwaren, Obst und Gemüse und reichlich Fett zugeführt. In Italien wurde diese Ernährungstherapie in den letzten 20 Jahren mit Erfolg angewendet [12, 14].

Für die Eßgewohnheiten im deutschsprachigen Raum hat sich seit 1968 die Kartoffel-Ei-Diät nach Kluthe [18] als die beste Variante der selektiv proteinarmen Diät erwiesen. Sie basiert auf den Untersuchungsergebnissen von Kofranyi u. Jekat [20, 21], die feststellen konnten, daß die Proteinmischung von Kartoffel- und Eiereiweiß einem Verhältnis von 3 : 2 die höchste biologische Wertigkeit aller bisher bekannten Proteingemische hatte. Somit ist die Kartoffel-Ei-Diät nicht nur eine Variante der Giovannetti-Diät in Anpassung an bestimmte Eßgewohnheiten, sondern eine echte Weiterentwicklung des Prinzips der selektiv proteinarmen Diät. Bei Anwendung dieser Variante wird der Bedarf an essentiellen Aminosäuren einschließlich von Histidin bei einer Zufuhr von 20−35 g Eiweiß (abhängig vom Körpergewicht) pro Tag voll gedeckt.

Eine Modifikation der Kartoffel-Ei-Diät zur Erhöhung der Praktikabilität wurde von Vetter [34] in die Praxis eingeführt. Dabei wird das Verhältnis der beiden Proteinträger zueinander dahingehend variiert, daß man prinzipiell ein kleines Ei (45 g) mit 200−300 g Kartoffeln in einer Mahlzeit kombiniert. Die Differenz zwischen der erlaubten Proteinmenge (nicht unter 0,4 g/kg) und dem Kartoffel-Ei-Gemisch wird durch eine kleine Menge an Fleisch, Fisch oder Wurst am Abend ausgeglichen. Im Vergleich zur Originalvorschrift von Kluthe liegt die biologische Wertigkeit der zugeführten Proteine bei dieser Variante zwar niedriger, aber wir konnten eine Verbesserung der Compliance beobachten. Latente Proteinmangelzustände sind bei der Kartoffel-Ei-Diät bei richtiger Handhabung vermeidbar, wenn die Energiezufuhr von mindestens 150 kJ/kg Körpergewicht/Tag gewährleistet ist. Vorteilhaft wirken sich bei dieser Diätform der antiazidotische Effekt durch den geringen Gehalt an sauren Valenzen sowie der günstige Effekt auf die Hyperurikämie durch den geringen Puringehalt der Kost aus. Als Nachteil ist die geringere Variabilität durch die Orientierung auf die 2 Proteinträger zu erwähnen, die bei einem Teil der Patienten bei längerer Anwendung zum Nachlassen der Compliance führt.

Gemischt-proteinarme Diät

Das Diätprinzip besteht in einer Protein- und Phosphatrestriktion (s. Übersicht S. 28) ohne wesentliche Berücksichtigung der biologischen Wertigkeit der Eiweißträger bei gleichzeitiger Substitution essentieller Aminosäuren bzw. deren Ketoanaloga. Die gemischt proteinarme Kost läßt dem Patienten die Möglichkeit, sich die Proteinträger für die Basisdiät selbst zu wählen, wobei das Ausmaß der Proteinrestriktion ebenso wie Art und Dosis der Substitution unterschiedlich gehandhabt werden. Während einige Autoren [5, 12] auf einer strengen Proteinrestriktion von 0,3 g/kg Körpergewicht/Tag bestehen, halten wir eine Reduktion der Eiweißzufuhr auf weniger als 0,4 g/kg Körpergewicht/Tag nicht für erforderlich [10, 28, 29, 32, 35]. Eiweißarmes Brot und eiweißarme Teigwaren sollten auch bei dieser Kostform Anwendung finden, da sich dann die Proteinrestriktion besser gestalten läßt.

Die Substitution erfolgt durch essentielle Aminosäuren selbst oder durch Gemische aus essentiellen Aminosäuren und Ketosäuren. Dabei sind die ketosäurenhaltigen den rein aminosäurenhaltigen Präparaten nach eigenen Resultaten [29] und den Angaben in der Literatur [6, 17, 23] überlegen. Gretz et al. [17, 23] konnten feststellen, daß die rein aminosäurenhaltigen Supplemente eine eindeutig stärkere Hyperfiltration verursachen. Obwohl die ideale Zusammensetzung der ketosäurenhaltigen Präparate bisher noch nicht bekannt ist, hat sich nach neueren, auch eigenen Untersuchungen ergeben, daß die verzweigtkettigen Ketosäuren in den Supplementen sehr vorteilhaft sind. Mit Ultramin, das einen hohen Anteil von verzweigtkettigen Ketosäuren hat, konnten wir bezüglich der Anabolie und der Stickstoffbilanzen die günstigsten Resultate erzielen. Es kam auch zu weitgehenden Normalisierungen der Konzentrationen der Aminosäuren und zu einer Verbesserung der Konzentrationen der Ketosäuren im Serum.

Die Höhe der Dosis für die Substitutionstherapie wird unterschiedlich angegeben. Die von uns verwendeten Dosierungen sind vom EAS-oral 14 Tabletten/Tag, von den EAS-Perlen 3−4 Segmente/Tag, vom Ketosteril 15 Tabletten/Tag und vom Ultramin 3−4 Segmente/Tag. Neben dem günstigen nutritiven Effekt haben die Ketoanaloga auch einen positiven Einfluß auf die renale Osteopathie. Unabhängig voneinander konnten Barsotti [3, 4] und unsere Arbeitsgruppe [9, 10, 30] eine signifikante Senkung des Parathormons durch den Einfluß ketosäurenhaltiger Supplemente nachweisen. Es hat sich in den letzten Jahren gezeigt, daß dieser Effekt nicht nur für den Kalzium-Phosphat-Stoffwechsel und für die renale Osteopathie von Bedeutung ist, sondern auch Auswirkungen auf das gesamte Hormonspektrum hat [7, 31] und wahrscheinlich auch für den positiven Einfluß der Therapie auf die Progredienz der chronischen Niereninsuffizienz mitverantwortlich ist. Einige praktische Vorteile der Ketosäurensubstitution bei der konservativen Therapie der chronischen Niereninsuffizienz sind folgende:

− Verbesserung des Aminosäurenspektrums,
− Verminderung der Progredienz der Niereninsuffizienz,
− stabilerer Einfluß auf die Stickstoffbilanz,
− Senkung des anorganischen Phosphats,
− Senkung des Parathormons,
− Besserung der renalen Osteopathie,
− gleichzeitige Kalziumsubstitution,
− geringeres Risiko der Aluminiumintoxikation durch Reduktion der Phosphatbinder,
− positiver Einfluß auf den Hormonhaushalt.

In Übereinstimmung mit den Resultaten anderer Autoren [1, 3, 5, 12, 24, 25] konnte in eigenen Untersuchungen nachgewiesen werden, daß trotz der strengen Proteinrestriktion durch die Substitution mit den essentiellen Aminosäuren oder deren Ketoanaloga, verbunden mit einer ausreichenden Energiezufuhr, eine katabole Stoffwechselsituation vermeidbar ist und die Dialyse zum gegebenen Zeitpunkt in einer anabolen Stoffwechsellage begonnen werden kann [8, 29, 32, 33, 35]. Einige ausgewählte eigene Ergebnisse sollen diese Aussagen unterstreichen. 119 Patienten mit einer fortgeschrittenen chronischen Niereninsuffizienz (Serumkreatinin 733 ± 186 µmol/l) erhielten eine gemischt proteinarme Kost

(0,4 g/kg/Tag) mit zusätzlicher Substitution von essentiellen Aminosäuren bzw. einem Gemisch aus Amino- und Ketosäuren. Die Behandlungsdauer lag zwischen 6 und 64 Monaten (durchschnittlich 19 Monate). Während der Beobachtungsperiode von 19 Monaten stieg der Serumkreatininwert von 733 ± 186 auf 1220 ± 256 µmol/l an (Abb. 1). Trotz dieser kontinuierlichen Erhöhung der Kreatininspiegel im Rahmen der Progredienz des chronischen Nierenversagens blieben die Harnstoffwerte während der Langzeitbehandlung relativ konstant zwischen 26 und 30 mmol/l, was auf eine gute diätetische Compliance hinweist. Aus Abb. 2 ist ersichtlich, daß die Serumtransferrinspiegel im unteren Bereich der Norm lagen. Auch das Gesamteiweiß im Serum befand sich im Normbereich. Die Stickstoffbilanz war ebenfalls weitgehend ausgeglichen (Abb. 3). In Abb. 4 werden die

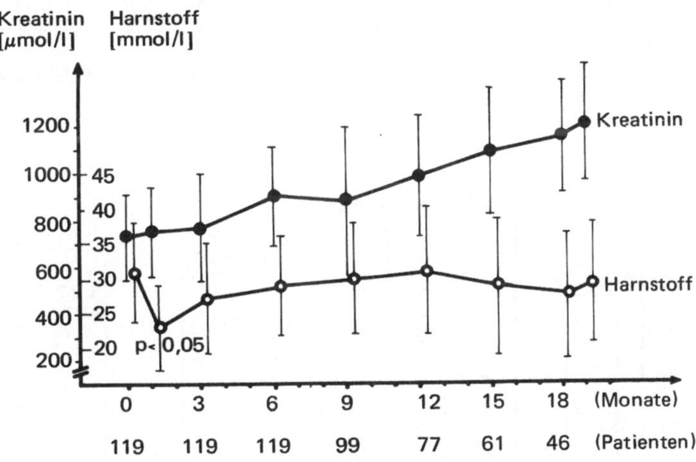

Abb. 1. Verhalten von Kreatinin und Harnstoff im Serum während der diätetischen Langzeitbehandlung

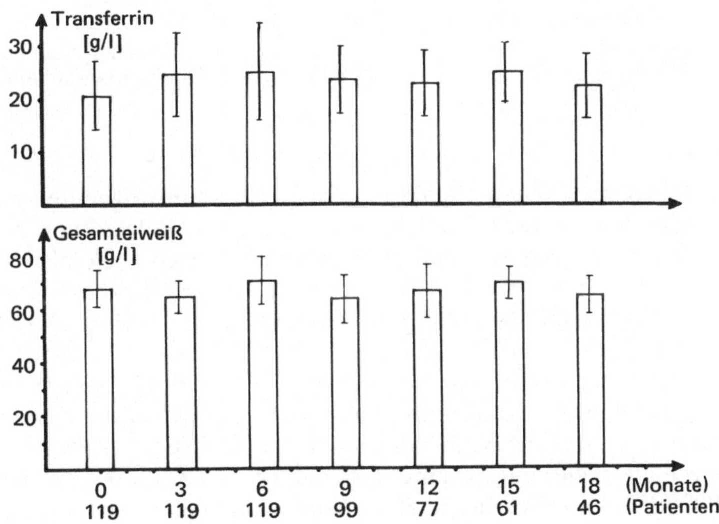

Abb. 2. Serumtransferrin und Gesamteiweiß im Serum während der Studie

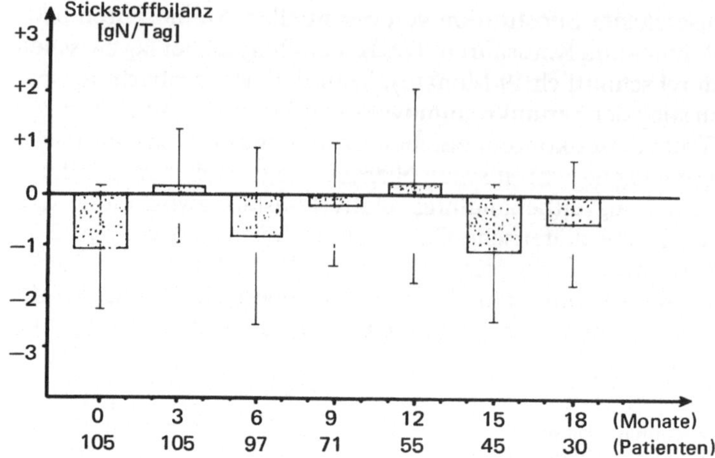

Abb. 3. Verhalten der Stickstoffbilanz während der Eiweißrestriktion und der Substitution von essentiellen Aminosäuren und Ketosäuren

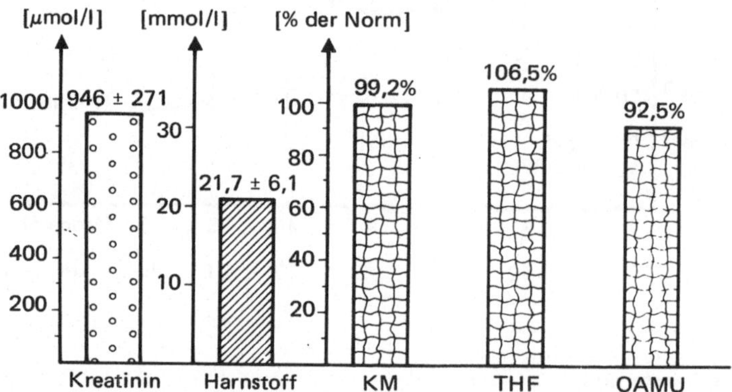

Abb. 4. Anthropometrische Daten von 35 Niereninsuffizienten während der Diättherapie (*KM* Körpermasse, *THF* Trizepshautfalte, *OAMU* Oberarmmuskelumfang)

anthropometrischen Meßdaten von 35 Niereninsuffizienten aus dieser Therapiestudie demonstriert. Es zeigen sich keine pathologischen Abweichungen. Die Effektivität einer Behandlungsmethode läßt sich auch mit Hilfe des Rehabilitationsstatus einschätzen. Von den 119 Niereninsuffizienten waren 25 (21%) in der Lage, eine volle Berufstätigkeit auszuüben, und 79 (66,4%) arbeiteten halbtags. Nur 15 Patienten (12,6%) waren nicht fähig, einer beruflichen Tätigkeit nachzugehen. Um eine Aussage über die Progredienz der Niereninsuffizienz zu erhalten, bestimmten wir das Zeitintervall zwischen den Serumkreatininspiegeln von 500 und 900 µmol/l. Zu Beginn der Studie hatten 65 der 119 Patienten einen Kreatininwert unter oder um 500 µmol/l, so daß wir das Zeitintervall bis zu einem Wert von 900 µmol/l nur bei diesen 65 Patienten verfolgen konnten. Die 30 Patienten der

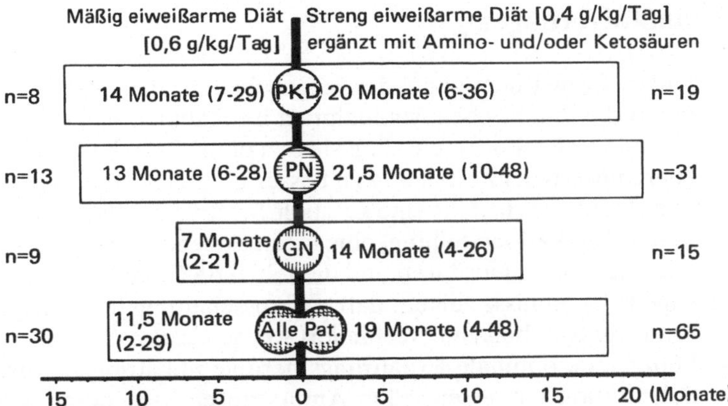

Abb. 5. Durchschnittliches Zeitintervall zwischen dem Anstieg des Serumkreatininwerts von 500 auf 900 µmol/l bei 65 Patienten der Studien- und 30 Patienten einer Vergleichsgruppe. (*GN* Glomerulonephritis, *PN* Pyelonephritis, *PKD* Zystennieren)

Vergleichsgruppe erhielten eine mäßig proteinarme Diät (0,6 g/kg/Tag) ohne eine zusätzliche Substitution von Amino- und/oder Ketosäuren (Abb. 5). In beiden Gruppen zeigten sich unterschiedliche Zeitintervalle in Abhängigkeit vom Grundleiden. Obwohl wir keine Vergleichsgruppe ohne eine Proteinrestriktion hatten, fand sich eine signifikante Zeitdifferenz zwischen der Studien- und Kontrollgruppe (p < 0,01). Die Resultate zeigen, daß mit der supplementierten streng proteinarmen Kost gegenüber einer Vergleichsgruppe mit mäßiger Eiweißrestriktion eine Verzögerung der Progredienz möglich ist.

Neben der exakten Durchführung und der regelmäßigen Kontrolle der Ernährungstherapie ist es von entscheidender Bedeutung, rechtzeitig die Grenzen der Diät zu erkennen und zeitgerecht mit der Dialysetherapie zu beginnen. Die Indikationen für die Beendigung der Diättherapie und für den Beginn der Dialyse sind:

– Wiederauftreten urämischer Symptome,
– Zeichen des Katabolismus und der Hyperhydratation,
– schlechte Compliance zur Diät,
– eindeutige Verschlechterung der Leistungsfähigkeit unter der Diät,
– unzureichende medikamentöse Beeinflussung der Hypertonie,
– Verminderung der Diurese (unter 1–1,2 l/Tag) trotz ausreichend hoher Flüssigkeitszufuhr (2–2,5 l/Tag) und Diuretikagabe,
– Serumkreatininwerte über 1200–1300 µmol/l, auch wenn die Patienten keine urämischen Beschwerden haben und andere Laborparameter keine akute Verschlechterung anzeigen.

Eine ungerechtfertigte Verzögerung des Dialysebeginns vermindert nicht nur die Lebensqualität der Patienten, sondern bringt auch die proteinarme Ernährung in Mißkredit.

Schlußfolgerungen

1) Unter Berücksichtigung der angegebenen Kontraindikationen gelingt es, durch die diätetischen Maßnahmen im Rahmen der konservativen Therapie die urämische Stoffwechsellage in den prädialytischen Stadien der chronischen Niereninsuffizienz eindeutig zu bessern.
2) Die Hauptursachen für eine katabole Stoffwechsellage unter der Diät sind eine falsche Indikationsstellung, eine unzureichende Energiezufuhr, der Mangel an essentiellen Aminosäuren und die fehlende Compliance der Patienten.
3) Eigene Ergebnisse zeigen, daß bei Ausschaltung dieser negativen Einflußfaktoren ein Katabolismus verhindert werden kann.
4) Durch eine optimale Ernährungstherapie mit strenger Eiweißrestriktion und Substitution von essentiellen Aminosäuren bzw. deren Ketoanaloga scheint eine Verzögerung der Progredienz der Niereninsuffizienz möglich zu sein.
5) Die konservative Therapie sollte nahtlos in die Dialysetherapie übergehen, wenn die Möglichkeiten der diätetischen Maßnahmen ausgeschöpft sind.

Literatur

1. Alvestrand A, Ahlberg M, Bergström J (1983) Retardation of progression of renal insufficiency in patients treated with low-protein diet. Kidney Int 24 16:268−272
2. Ando A, Orita Y, Nakata K et al. (1981) The effect of essential amino acid supplementation therapy on prognosis of patients with chronic renal failure estimated on the basis of the markov process. Med J Osaka Univ 32:31−37
3. Barsotti G, Guiducci A, Ciardella F, Giovannetti S (1981) Effects of renal function of a low-nitrogen diet supplemented with essential amino acids and ketoanalogues and of hemodialysis and free protein supply in patients with chronic renal failure. Nephron 27:113−117
4. Barsotti G, Morelli E, Guiducci A, Ciardella F, Gianoni A, Lupetti S, Giovannetti S (1982) Reversal of hyperparathyroidism in severe uremics following very low-protein and low-phosphorus diet. Nephron 30:310−313
5. Bergström J, Fürst P, Noree LO (1975) Treatment of chronic uremic patients with protein-poor diet and oral supply of essential amino acids. Clin Nephrol 3:187−191
6. Cappelli P, Di Paolo B, Evangelista M, Spisni C, Albertazzi A (1988) Effects of essential amino acids and keto analogues on glucagon secretion in normal subjects and in patients with chronic renal failure. Contrib Nephrol 65:81−86
7. Fioretti P, Melis G, Ciardella F, Barsotti G, Orlandi MC, Paoletti A, Giovannetti S (1986) Parathyroid function and pituitary-gonadal axis in male uremics: effects of dietary treatment and of maintenance hemodialysis. Clin Nephrol 25:155−158
8. Fröhling PT, Schmicker R, Vetter K, Kaschube I, Götz KH, Jacobian M, Klinkmann H (1980) Conservative treatment with keto acid and amino acid supplemented low-protein diets in chronic renal failure. Am J Clin Nutr 33:1667−1672
9. Fröhling PT, Kokot F, Vetter K, Kaschube I, Schmicker R, Grossmann I, Lindenau K (1982) Combined treatment with keto acids and pharmacological doses of vitamin D − a new way for the prophylaxis of renal osteodystrophy. Proc 5th Workshop on vitamin D. De Gruyter, Berlin, pp 841−845
10. Fröhling PT, Kokot F, Schmicker R, Kaschube I, Lindenau K, Vetter K (1983) Influence of ketoacids on serum parathyroid hormone levels in patients with chronic renal failure. Clin Nephrol 20:212−215
11. Giordano C (1963) Use of exogenous and endogenous urea for protein synthesis in normal and uremic subjects. J Lab Clin Med 62:231−234
12. Giovannetti S (1985) Dietary treatment of chronic renal failure: why is it not used more frequently? Nephron 40:1−12

13. Giovannetti S (1986) Answers to ten questions on the dietary treatment of chronic renal failure. Lancet II:1140−1142
14. Giovannetti S, Maggiore Q (1964) A low- nitrogen diet with proteins of high biological value for severe chronic uraemia. Lancet I:1000−1004
15. Gretz N, Korb E, Strauch M (1983) Low-protein diet supplemented by keto acids in chronic renal failure: a prospective controlled study. Kidney Int 24 16:263−267
16. Gretz N, Meisinger E, Strauch M (1986) Influence of the underlying renal disease on the rate of progression. Contrib Nephrol 53:92−101
17. Gretz N, Meisinger E, Strauch M (1987) Hyperfiltration due to amino and keto acid supplements of low protein diets: influence on creatinine clearance. Infusionstherapie 14/5:30−33
18. Kluthe R, Quirin H (1978) Diätbuch für Nierenkranke, 4. Aufl, Thieme, Stuttgart
19. Kluthe R, Oechslen D, Quirin H, Jesdinsky HJ (1972) Six years experience with a special low-protein diet. In: Kluthe R, Berlyne G, Burton B (eds). Uremia. Thieme, Stuttgart, pp 250−256
20. Kofranyi E, Jekat F (1964) Die Wertigkeit gemischter Proteine. Hoppe Seylers Z Physiol Chem 335:174−180
21. Kofranyi E, Jekat F (1964) Die Wertigkeit gemischter Proteine. Hoppe Seylers Z Physiol Chem 338:154−173
22. Maschio G, Oldrizzi L, Tessitore N et al. (1982) Effects of dietary protein and phosphorus restriction on the progression of early renal failure. Kidney Int 22:371−376
23. Meisinger E, Gretz N, Strauch M (1987) Hyperfiltration due to amino and keto acid supplements of low protein diets: influence on proteinuria. Infusionstherapie 14 5:26−29
24. Mitch WE, Abras E, Walser M (1982) Long-term effects of a new keto acid-amino acid supplement in patients with chronic renal failure. Kidney Int 22:48−53
25. Mitch WE, Walser M, Steinman TI, Hill S, Zegner S, Tungsana K (1984) The effect of a keto-amino acid supplement to a restricted diet on the progression of chronic renal failure. N Engl J Med 311:623−629
26. Rosman JB, Meijer S, Sluiter WJ, Ter Wee PM, Piers-Becht T, Donker AJ (1984) Prospective randomised trial of early dietary protein restriction in chronic renal failure. Lancet II:1291−1296
27. Schmicker R, Fröhling P (1987) Konservative Therapie der chronischen Nireninsuffizienz. Fischer, Jena Weinheim
28. Schmicker R, Fröhling P, Vetter K (1978) Konservative Therapie der chronischen Niereninsuffizienz. Z Gesamte Inn Med 33:344−348
29. Schmicker R, Fröhling P, Vetter K, Kaschube I, Götz KH (1984) Vergleichende Behandlungsergebnisse bei der konservativen Therapie der chronischen Niereninsuffizienz mit Substitution von essentiellen Aminosäuren oder Ketosäuren. Akt Ernährungsmed 9:103−108
30. Schmicker R, Fröhling PT, Hohmann WD, Kokot F, Lindenau K, Vetter K (1984) Beeinflussung der renalen Osteopathie durch Ketosäuren. Z Urol Nephrol 77:661−670
31. Schmicker R, Kokot F, Vetter K, Fröhling PT, Lindenau K (1984) Endocrine disorders in renal insufficiency under dietary treatment or hemodialysis. In: Bari's seminars in nephrology. Metabolic and endocrine disturbances in renal disease. Abstract book. Selva di Fasano
32. Schmicker R, Fröhling PT, Goetz KH, Kaschube I, Rakette I, Vetter K (1986) Influence of low protein diet supplement with amino acids and keto acids on the progression of chronic renal failure. Contrib Nephrol 53:121−127
33. Schmicker R, Vetter K, Lindenau K, Fröhling PT, Kokot F (1987) Conservative long-term treatment of chronic renal failure with keto acid and amino acid supplementation. Infusionstherapie 14 5:34−38
34. Vetter K (1983) Krankenernährung − Spezielle Diäten. Akademie, Berlin
35. Vetter K, Fröhling PT, Kaschube I, Klinkmann H, Schmicker R (1980) Therapie der chronischen Niereninsuffizienz mit Ketosteril im Rahmen der sogenannten Schwedendiät. Akt. Nephrologie. Wiss. Informationen. Fresenius-Stiftung 13:419−451
36. Walser M, Mitch WE, Collier VU (1979) The effect of nutritional therapy on the course of chronic renal failure. Clin Nephrol 11:66−70

4. Klinische LDL-Adsorption an Dextransulfat mit automatischer On-line-Adsorberregeneration bei Hyperlipoproteinämie

Th. Bosch, M. Blumenstein, U. Dendorfer, W. Samtleben, B. Schmidt, H. J. Gurland

Einleitung

Mit der Publikation der sog. Framingham-Studie [3] erfolgte die Dokumentation der Hypercholesterinämie als primärem Risikofaktor in der Pathogenese der Atherosklerose. Wegen der epidemiologischen Bedeutung dieses Befundes rückte in der Folge die Behandlung der Hyperlipidämie in den Mittelpunkt des medizinischen Interesses. Während die meisten Patienten mit Diät und Lipidsenkern adäquat behandelt werden können, hat sich die Lipidapherese in den letzten Jahren bei Patienten mit trotz oben genannter Maßnahmen persistierender Hyperlipoproteinämie bewährt. Neben unspezifischer Plasmapherese wurden z.B. Doppelfiltration [4], LDL-Fällung mit Heparin [5] oder LDL-Adsorption an Anti-LDL-Antikörper [1] und Dextransulfat [6] erfolgreich eingesetzt.

Ziel der Studie und Studienaufbau

Es wurde Dextransulfatzellulose als LDL-Adsorbens mit automatischer On-line-Regeneration im klinischen Einsatz bei einem Hyperlipoproteinämiepatienten hinsichtlich der

– Effektivität und Selektivität der LDL-Entfernung sowie der
– Biokompatibilität und klinischen Nebenwirkungen
getestet.

Behandlungsprotokoll

Es wurden insgesamt 21 Behandlungen in wöchentlichen Abständen mit dem LA-15/MA-01-System bei einem Patienten durchgeführt, hiervon wurden 12 Behandlungen detailliert laborchemisch ausgewertet.

Anschrift des Verfassers: Dr. med. Dr. rer. nat. Th. Bosch, Nephrologische Abteilung (Leiter: Prof. Dr. med. H. J. Gurland) der Medizinischen Klinik I (Direktor: Prof. Dr. med. G. Riecker), Klinikum Großhadern, Ludwig-Maximilians-Universität München, Postfach 701260, 8000 München 70

Patient

Behandelt wurde ein 52jähriger Patient mit Hyperlipoproteinämie (HLP) Typ IIb nach Fredrickson. Trotz lipidsenkender Therapie mit Diät und Medikamenten (Gemfibrozil 3mal tgl. 1 Tbl.), bei allerdings fraglicher Compliance leidet er an einer progredienten peripheren arteriellen Verschlußkrankheit Stadium IIb nach Fontaine mit einer schmerzfreien Gehstrecke knapp unter 100 m. Es besteht keine signifikante Angina pectoris.

Seit 1978 mußte er sich 7 gefäßchirurgischen Eingriffen unterziehen: Februar 1978 femoropoplitealer Bypass links, Februar 1982 Karotisbypass rechts, iliofemoraler Bypass rechts, Mai 1983 aortobifemoraler Bypass, April 1984 Revaskularisation der Nieren- sowie Becken-Bein-Arterien, Juli 1987 Anastomosenrevision und Goretexpatcherweiterung der distalen Y-Prothese rechts, März 1988 Erweiterungsplastik am Profundaabgang links mit Patcherweiterung. Trotz konservativer Therapie blieben die Gesamtcholesterin- und Triglyceridwerte i.S. massiv erhöht (Cholesterin bis 600 mg/dl, Triglyceride bis 1100 mg/dl). Seit Oktober 1985 wurde der Patient daher der regelmäßigen Lipidapherese zugeführt:
10/85−12/85 14tägiger unselektiver Plasmaaustausch (n = 6); 01/86−09/86 14tägige Doppelfiltration (n = 19; Sekundärfilter S4A, Kuraray, Kurashiki, Japan); 10/86−06/87 14tägige LDL-Adsorption mit dem LA-40-System (n = 16; Kaneka, Osaka, Japan), anschließend mit demselben System wöchentlich bis 07/88 (n = 42); seit 07/88 wöchentliche Behandlungen mit LA-15/MA-01 (n = 21).

Apheresesystem

Es wurden 2 LA-15-Säulen (Fa. Kaneka, Osaka, Japan; in Deutschland vertrieben von Boehringer, Mannheim/Salvia, Homburg-Saar) als LDL-Adsorber verwendet, die je 150 ml mit Dextransulfat überzogene Zellulosekügelchen enthalten. Als Primärfilter zur Plasmaseparation wurden 3 Hohlfasermodule eingesetzt: Sulflux FS-05 (A: 0,5 m², Kaneka, 6mal); Plasmaflux P1 (A: 0,25 m², Fresenius, 5mal); Extraplex BL 550 (A: 0,2 m², Bellco, 1mal).

Es kam die Apheresemaschine MA-01 (in Deutschland vertrieben von Boehringer Mannheim/Salvia, Homburg-Saar) zum Einsatz, die automatisch initial nach 500 ml behandeltem Plasmavolumen, in der Folge nach jeweils weiteren 600 ml auf die frische LA-15-Säule umschaltet und die jeweils beladene LA-15-Säule on-line regeneriert. Des weiteren wurden die vom Hersteller mitgelieferten Schlauchsysteme sowie der Partikelfilter verwendet.

LDL-Apheresedurchführung

Das wassergefüllte Sulflux-Modul wurde ohne weitere Vorbehandlung angeschlossen. Bei Verwendung der trocken gelieferten Module (Plasmaflux bzw. Extraplex) wurden diese zunächst mit 3 Litern physiologischer Kochsalzlösung, die 15 000 IE Heparin enthielt, gespült, wobei die Blutseite mit 1 Liter 0,9% NaCl perfundiert und anschließend 2 Liter transmembranös filtriert wurden.

Als Gefäßzugänge wurden periphere Armvenen verwendet. Der mittlere Blutfluß betrug 77 ml/min (62–94 ml/min), der Plasmafluß betrug stets 30% (18–27 ml/min) des Blutflusses, solange das eingestellte TMP-Limit des Primärfilters nicht erreicht wurde. Die intravenöse Antikoagulation wurde mit Heparin durchgeführt (5000 IE Bolus zu Beginn, 1250 IE/h kontinuierlich während der Behandlung). Das Behandlungsvolumen betrug in der Regel 4000 ml, entsprechend dem 1,2fachen Patientenplasmavolumen. Der Blutdruck wurde vor der Behandlung gemessen. Wegen der peripheren Punktionsstellen bzw. der arteriellen Verschlußkrankheit konnten Blutdruckkontrollen während der Apherese nicht durchgeführt werden. Ein EKG-Monitor war während der Behandlung angeschlossen.

Probennahme und Bestimmungsmethoden

Laborchemisch wurden die in Tabelle 1 aufgeführten Parameter bestimmt. Folgende Zeitpunkte der Probennahme wurden gewählt: vor und nach der Behandlung sowie jeweils 50 ml vor dem Umschalten auf eine frische Säule (d.h. nach 450, 1050, 1650, 2250, 2850, 3450 sowie 3950 ml behandeltem Plasmavolumen). Die Proben wurden sofort in Eis gekühlt, innerhalb 30 min abgesetzt und bis zur Analyse bei −70°C gelagert.

Tabelle 1. Analysierte Parameter mit Abnahmezeitpunkt; *v* vor der Behandlung, *n* nach der Behandlung, *w* während der Behandlung, jeweils kurz vor Säulenwechsel (s. Text)

BB, Hk, Thrombozyten	v,n,w
C3a, C5a	v,n,w
Gesamtcholesterin	v,n,w
LDL-Cholesterin	v,n,w
HDL-Cholesterin	v,n,w
Triglyceride	v,n,w
Fibrinogen	v,n,w
AT III	v,n,w
Gesamtproteine	v,n
Albumin	v,n
IgG	v,n
IgM	v,n
IgD	v,n
IgE	v,n
Na	v,n
K	v,n
Ca	v,n
Mg	v,n
Chlorid	v,n
GPT	v,n
GOT	v,n
γ-GT	v,n
Glukose	v,n
Harnstoff	v,n
Phospholipide	v,n

Bestimmungsmethoden: Triglyceride: GPO-PAP-Methode von Behring; Cholesterin: CHOD-PAP-Methode von Merck; LDL-Cholesterin: LDL-Fällung mit Heparin/Natriumzitrat; CHOD-PAP-Methode im Überstand, Differenz zu Gesamtcholesterin; HDL-Cholesterin: Fällung mit Wolframatophosphorsäure/ Magnesiumchlorid, CHOD-PAP im Überstand; C3a und C5a: RIA von Amersham; Fibrinogen, AT III, Albumin, IgG, IgM, IgA: lasernephelometrisch, spez. Antikörper (AK) von Behring; IgD: LC-Partigen; IgE: ELISA, monoklonaler AK von Behring. Die übrigen Parameter wurden mittels der routinemäßig verwendeten klinisch-chemischen Methodik bestimmt.

Ergebnisse und Diskussion

Effektivität und Selektivität der LDL-Adsorber

Die Mittelwerte und Standardabweichungen (n = 12) der Retentionskoeffizienten $f = 1 - (c_{aus}/c_{ein})$ für die einzelnen Lipoprotein- bzw. Komplement-Komponenten bei der Passage durch den LDL-Adsorber während der einzelnen Behandlungen jeweils 50 ml vor dem Umschalten auf die frische Liposorbersäule zeigen Abb. 1–5. Somit stellen diese Werte *Minimalwerte* dar.

Abbildung 1 zeigt *Gesamt-, LDL- und HDL-Cholesterin* (C). LDL-C wird effektiv zurückgehalten, wobei anfänglich wegen der hohen Einlaufkonzentration nach 450 ml Plasmavolumen nur etwa 60% dieser LP-Fraktion vor dem Säulenwechsel retiniert wird. Gegen Ende der Behandlung steigen die minimalen Retentionskoeffizienten parallel zu den geringeren Einlaufspiegeln bis auf 85%. Diese hohe Effektivität der LDL-Adsorption wird begleitet von einer ausgezeichneten Selektivität, d.h. die HDL-C-Fraktion unterliegt keiner Adsorption im Liposorber (Retentionskoeffizienten um 0).

Abbildung 2 zeigt VLDL-C, das wegen seines Apoprotein-B-Gehalts ebenfalls an Dextransulfat gebunden wird. Die Effektivität erreicht nicht ganz diejenige für LDL-C und liegt zwischen 40 und 70%.

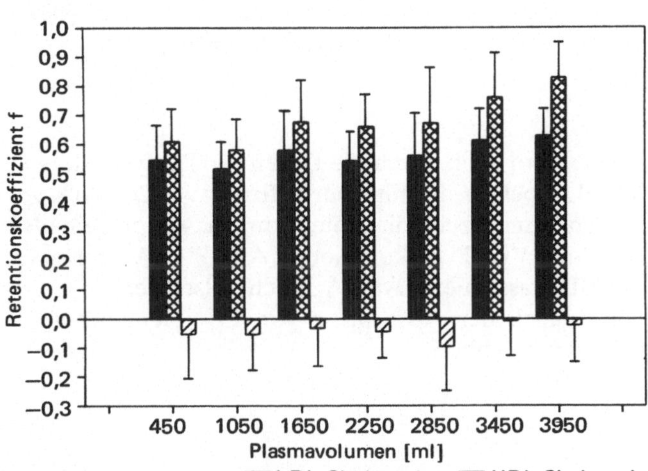

Abb. 1. Retentionskoeffizient von Cholesterin bei LDL-Apherese mit LA 15/ MA 01 (n = 12)

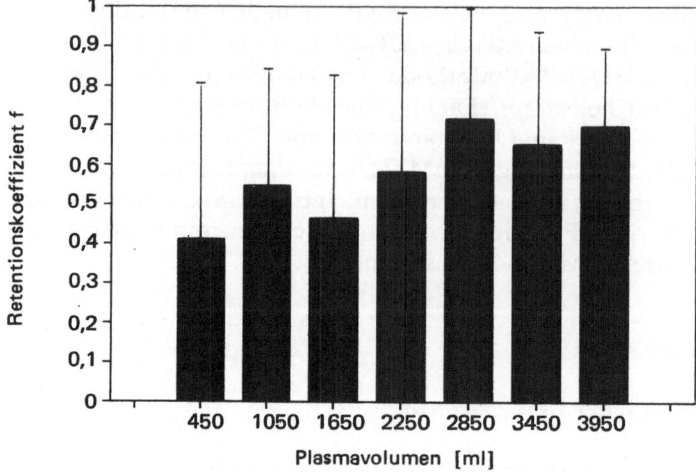

Abb. 2. Retentions-
koeffizient von
VLDL-Cholesterin
bei LDL-Apherese
mit LA 15/MA 01
(n = 12)

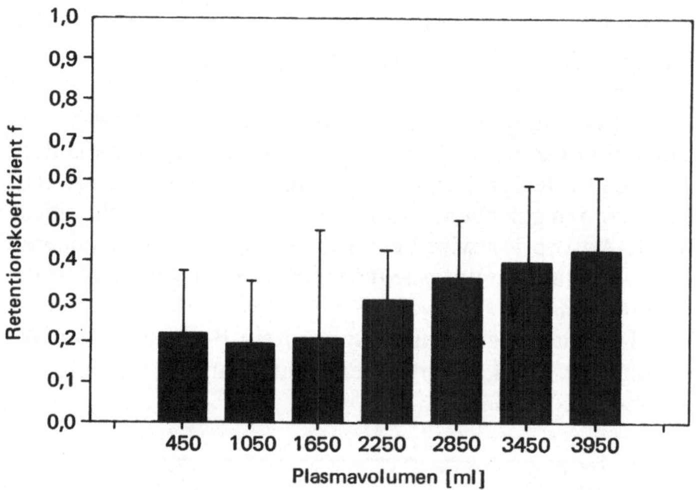

Abb. 3. Retentions-
koeffizient von Tri-
glyceriden bei LDL-
Apherese mit LA 15/
MA 01 (n = 12)

Dies wird auch durch die Daten für Triglyceride − der Hauptlipidfraktion der VLDL − belegt, die mit einer Effizienz von 20−40% gebunden werden (Abb. 3).

Abbildung 4 zeigt die Retention der Apoproteine B und A-I. Während das auf LDL und VLDL vorkommende Apo B im Mittel zu ca. 70% retiniert wird, wird das HDL-assoziierte Apo A-I nicht adsorbiert.

Bezüglich der Adsorption von Komplementkomponenten an Dextransulfat s. S. 50 und Abb. 5.

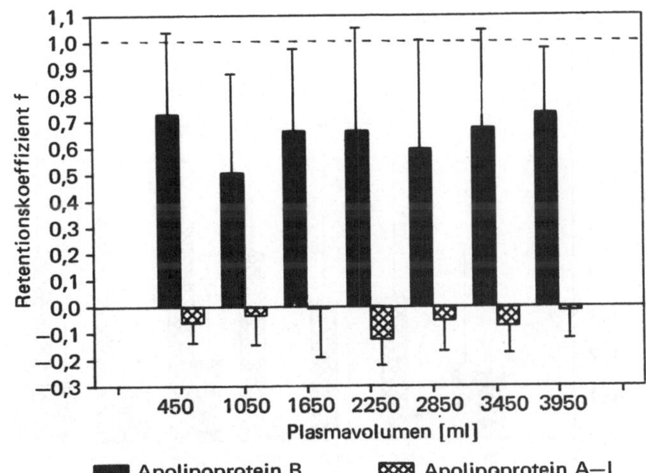

Abb. 4. Retentionskoeffizient von Apolipoprotein B und A-I bei LDL-Apherese mit LA 15/MA 01 (n = 12)

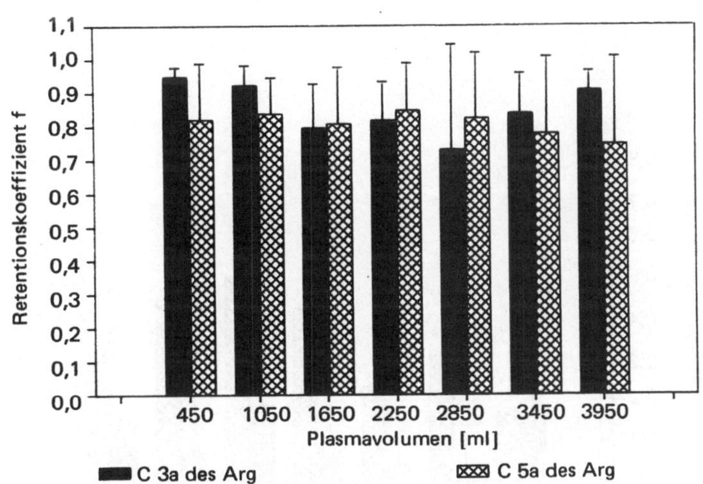

Abb. 5. Retentionskoeffizient von C3a und C5a bei LDL-Apherese mit LA 15/MA 01

Effektivität und Selektivität der Primärfilter

Die Lipidadsorption kann naturgemäß nur dann mit optimaler Effizienz durchgeführt werden, wenn die Retentionskoeffizienten des verwendeten Plasmaseparators gegen 0 gehen. Abbildung 6 und 7 zeigen die entsprechenden Daten für *Gesamtcholesterin (TC) und Triglyceride (TG)* für die verwendeten Primärfilter Plasmaflux und Sulflux. Während die Retentionskoeffizienten für TC und TG bei Plasmaflux im Mittel während der Behandlung 0,2 nicht überschritten, fanden sich bei Sulflux Werte bis zu 0,5, d. h. zu diesem Zeitpunkt erschienen nur 50% der den Filter durchströmenden Lipide im Filtrat.

Da dies bei anderen Patienten mit HLP IIa bei familiärer Hypercholesterinämie bei Verwendung von Sulflux nicht aufgetreten war, lag es nahe, die bei unserem

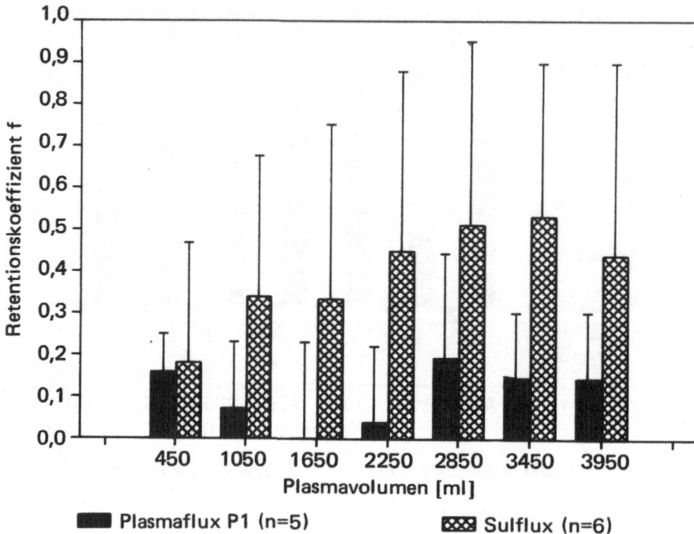

Abb. 6. Retentionskoeffizient von Gesamtcholesterin bei LDL-Apherese mit Plasmaflux/Sulflux

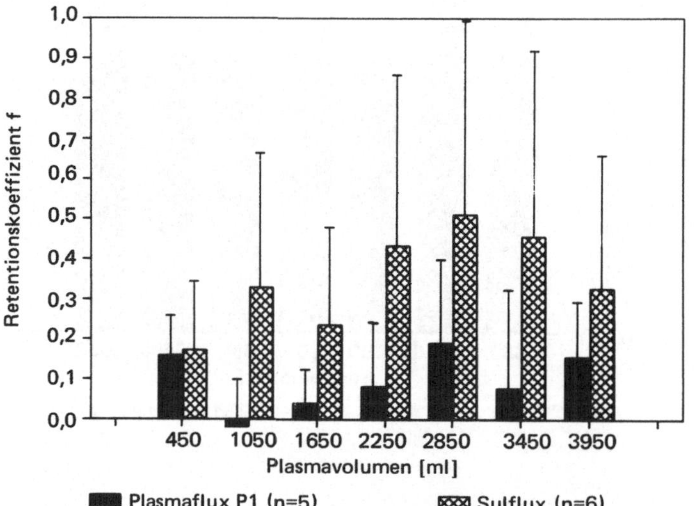

Abb. 7. Retentionskoeffizient von Triglyceriden bei LDL-Apherese mit Plasmaflux/Sulflux;

Patienten deutlich erhöhte Triglyceridkonzentration (VLDL) für diese Effektivitätsminderung des Sulflux verantwortlich zu machen, da die größeren VLDL-Partikel zu einem vorschnellen „pore plugging" des Sulflux führen könnten. Erstaunlicherweise korrelierte die Höhe der TG-Vorwerte jedoch nicht mit der Gesamteffizienz der Behandlung. Inwieweit Chylomikronen − eine Lipidfraktion mit Partikeln bis zu 1000 nm Durchmesser − bei unserem Patienten eine Rolle spielen, müssen weitere Versuche klären.

Das unterschiedliche Verhalten der beiden Primärfilter könnte mit der differenten Porengröße der beiden Membranen erklärt werden, die nach den Angaben der Hersteller bei Sulflux 0,2 („mean pore size"), bei Plasmaflux 0,5 μm („maximum pore size") beträgt.

Gesamteffektivität (Patientenvor- und -nachwerte)

Der Gesamteffekt der Behandlung wurde anhand der relativen Konzentrationsänderungen der Plasmakomponenten $c_{nach}/(c_{vor} \cdot D)$ bestimmt, wobei der Vorwert bei (Lipo-)Proteinen um den Dilutionsfaktor [D: Patientenplasmavolumen/ (Patientenplasmavolumen + extrakorporales Volumen)] korrigiert wurde.

Abbildung 8 zeigt den *Effekt der Behandlung auf die Blutlipoproteinspiegel in Abhängigkeit vom verwendeten Primärfilter*. LDL-C konnte im Mittel auf 35% der Ausgangsspiegel gesenkt werden, HDL-C fiel im Rahmen unspezifischer Adsorptionsvorgänge im extrakorporalen Kreislauf auf knapp 90% der initialen Werte ab. VLDL und Triglyceride wurden bei Einsatz von Sulflux auf ca. 80 bzw. 60% reduziert, bei Plasmaflux auf ca. 65 und 50%.

Phospholipide erfuhren eine Reduktion bei beiden Filtern auf ca. 45%, Apo A-I entsprechend HDL-C auf ca. 90%. Apo B fiel mit Sulflux auf 30%, mit Plasmaflux auf 40%. Zusammenfassend entsprechen die Werte recht gut der Theorie, die für eine Behandlung eines Patientenplasmavolumens mit einem Retentionskoeffizienten von 1 ein Absinken der initialen Spiegel auf 37% vorhersagt.

Bei der *unspezifischen Adsorption sanken die übrigen essentiellen Plasmaproteine* im Mittel um etwa 20% (Gesamteiweiß, Albumin, IgA, IgM) bis 30% (IgG, IgE).

Bei den *Serumelektrolyten* veränderten sich während der Behandlung Natrium, Kalium und Chlorid nicht signifikant, während die zweiwertigen Ionen Kalzium und vor allem Magnesium um 15 bzw. 40% absanken. Die Absolutwerte blieben jedoch stets im physiologischen Normbereich.

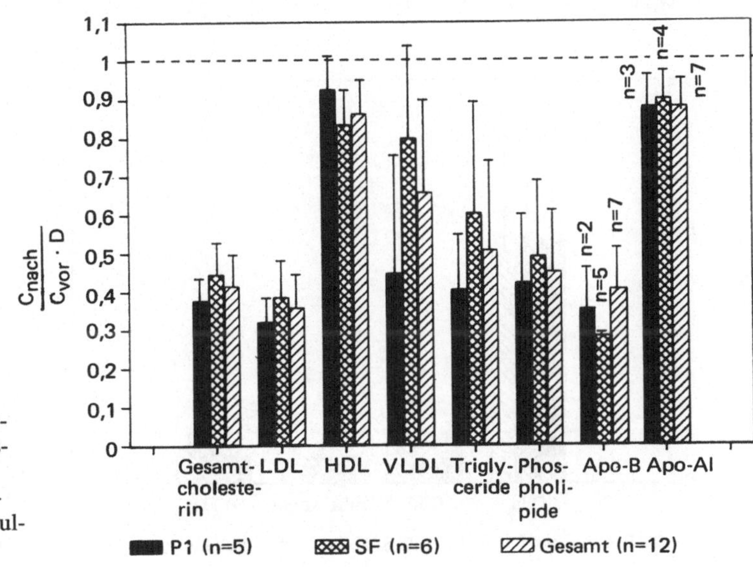

Abb. 8. Relative Konzentrationsänderungen der Plasmakomponenten unter LDL-Apherese mit Dextransulfat (LA 15)

46   Th. Bosch et al.

Abbildung 9 charakterisiert den Konzentrationsverlauf für die *Leberenzyme,
Nierenwerte* und *Glukose*. Glukose, Kreatinin, Harnstoff und γ-GT blieben konstant, während es zu einem geringen Anstieg der GOT- und GPT-Aktivität kam
(Vorwerte 6—8 U/l, Nachwerte bis 35 U/l). Dieser geringe Transaminasenanstieg
war vor der jeweils nächsten Behandlung nicht mehr nachweisbar.

Abbildung 10 zeigt neben den Komplementdaten (vgl. S. 50) die Resultate für
Fibrinogen und *AT III*. Fibrinogen wurde um ca. 50%, AT III um ca. 30% reduziert.

Abbildung 11 und 12 zeigen noch einmal graphisch die *Absolutwerte von TC,
HDL-C und TG vor und nach* den 12 Behandlungen in Abhängigkeit von den verwendeten Primärfiltern. HDL-C änderte sich nur unerheblich und blieb im gesamten Behandlungszeitraum im Mittel bei 25 mg/dl konstant. Mittlere TC-Werte

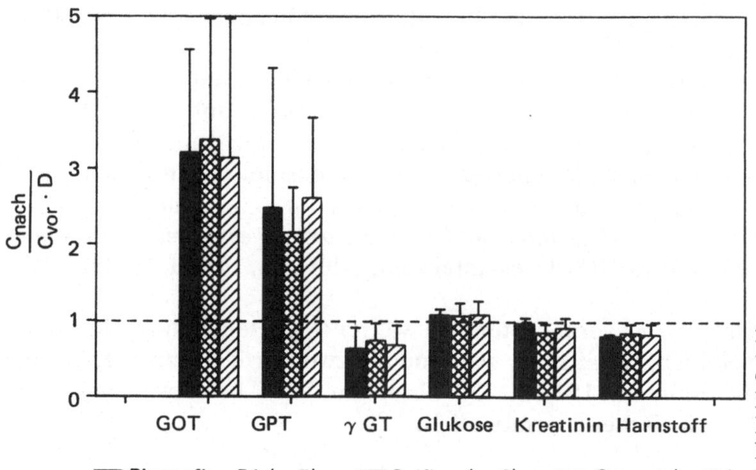

Abb. 9. Relative Konzentrationsänderung der Plasmakomponenten unter LDL-Apheresen mit Dextransulfat (LA 15)

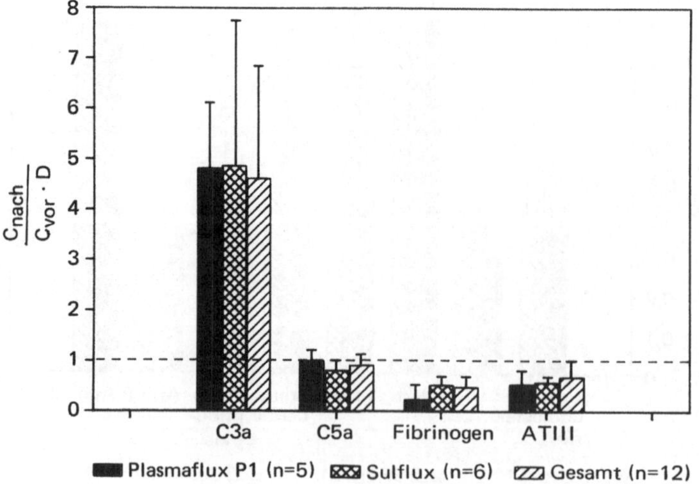

Abb. 10. Relative Konzentrationsänderung der Plasmakomponenten unter LDL-Apherese mit Dextransulfat (LA 15)

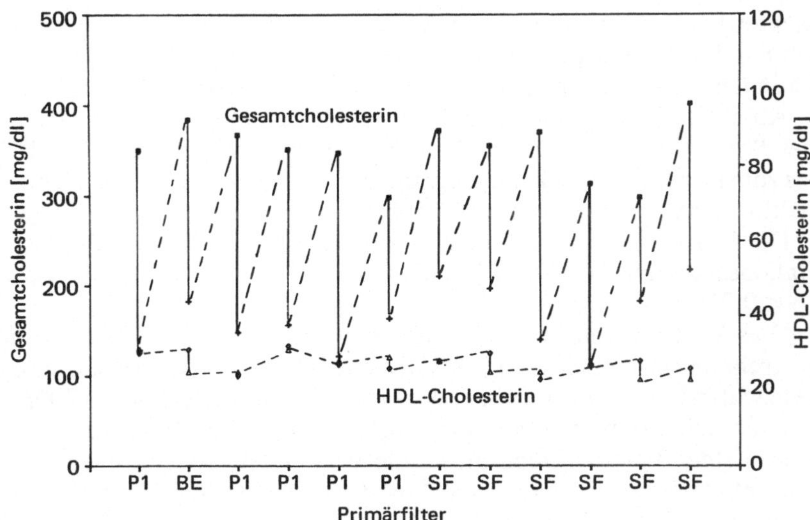

Abb. 11. Gesamt- und HDL-Cholesterinplasmakonzentration vor und nach 12 LA 15/MA 01-Behandlungen

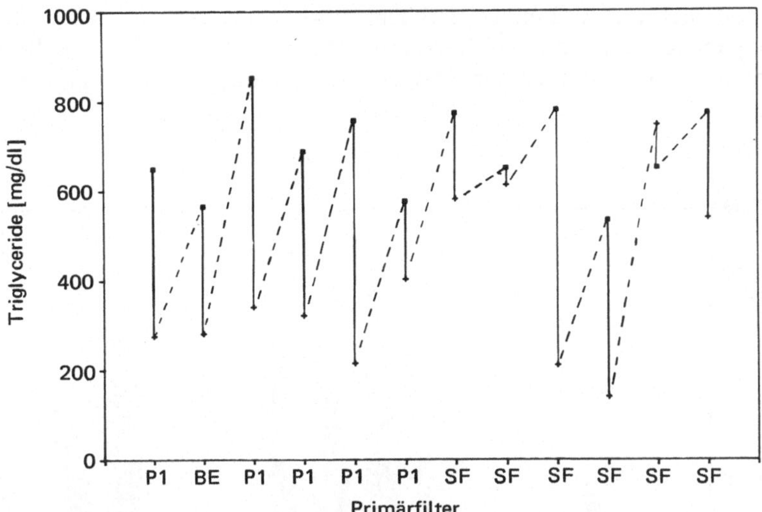

Abb. 12. Triglyceridplasmakonzentrationen vor und nach 12 LA 15/MA 01-Behandlungen

lagen vor bzw. nach der Behandlung bei 332 bzw. 160 mg/dl. Dies entspricht einem TC-Gesamtdurchschnittsspiegel [$= c_{nach} + 2/3\,(c_{vor} - c_{nach})$] von 274 mg/dl. Bei den TG lagen die Vor-, Nach- und Durchschnittsspiegel bei 716, 400 und 582 mg/dl. Für den therapeutischen Langzeiteffekt dürften die Durchschnittsspiegel die größte Bedeutung haben. Zielgrößen für eine eventuelle Regression oder zumindest ein Aufhalten der Atherosklerose dürften bei TC < 200 und TG < 200 mg/dl liegen [2]. Der Krankheitsverlauf unseres Patienten mit weiter progre-

48   Th. Bosch et al.

dienter Erkrankung bestätigt die oben genannten Zielwerte. Das weitere Procedere sollte dementsprechend bessere Diät- und Medikamentencompliance des Patienten umfassen sowie den Einsatz von HMG-CoA-R-Hemmern.

Abbildung 13 zeigt die *Effektivität* der Behandlung in Abhängigkeit *vom TMP des Primärfilters*. Letztere sind auf der Abszisse aufgetragen. Ein TMP-Anstieg bis zum im MA-01-Gerät einprogrammierten Limit von 20 bzw. 50 mmHg trat bei Sulflux in 4/6, bei Plasmaflux in 1/5 und bei Extraplex in 1/1 der Fälle auf.

Die Korrelationskoeffizienten der linearen Regression TMP/relative Konzentrationsänderung TG bzw. TC sind mit r = 0,744 bzw. 0,784 statistisch signifikant (p < 0,01).

Dies klärt noch nicht die Frage nach der Ursache des TMP-Anstiegs. Keine Korrelation ergab sich für TMP/Vorwerte TC bzw. TG, so daß dies die eingangs gemachten Überlegungen über „pore plugging" durch TG bzw. VLDL relativiert.

Eventuell könnten Gerinnungsphänomene eine Rolle spielen. Allerdings wurde stets dieselbe Heparinisierung verwendet, ACT-Kontrollen bestätigten eine effektive Antikoagulation. Somit müssen weitere Untersuchungen diese wesentliche Frage klären.

Abbildung 14 illustriert die Veränderungen des *Blutbildes* durch die Behandlungen. Der leichte Abfall des Hämatokrit ist vereinbar mit der geringen Hämodilution durch die initiale Infusion des extrakorporalen Füllvolumens. Dies trifft prinzipiell auch für die Leuko- und Thrombozytenzahl zu, wobei jedoch für die Leukozyten zusätzlich der wohlbekannte Mechanismus der plasmapheresemembranabhängigen, komplementinduzierten Leukopenie zum Tragen kommt.

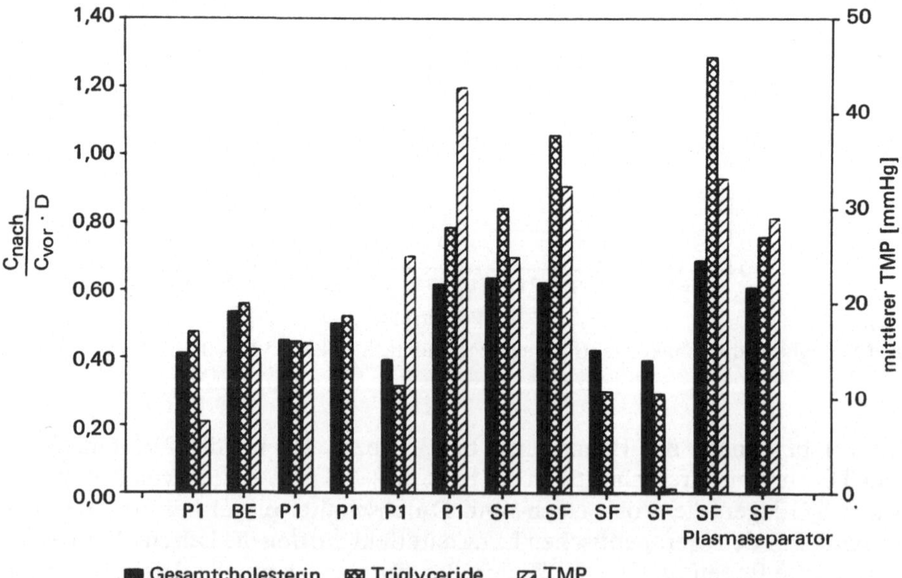

Abb. 13. Relative Konzentrationsänderung für Gesamtcholesterin und Triglyceride in Abhängigkeit vom TMP

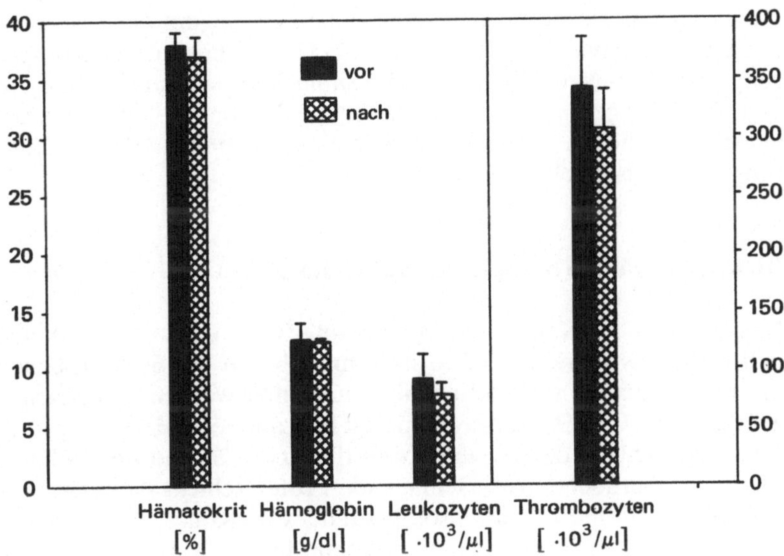

Abb. 14. Blutbilder vor und nach LDL-Apherese mit LA 15/MA 01

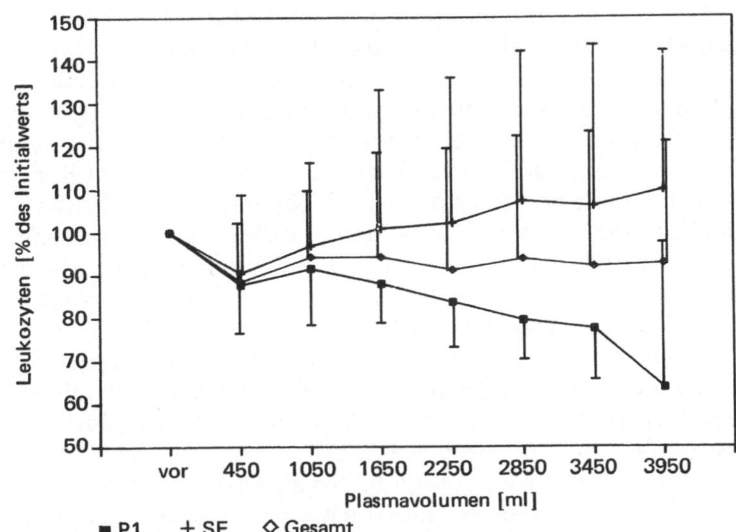

Abb. 15. Leukozytenverlauf bei LDL-Apherese mit LA 15/MA 01

Abbildung 15 dokumentiert den Verlauf der Leukozytenzahl während der LDL-Apherese getrennt nach Plasmaflux und Sulflux. Während sich bei Sulflux keine signifikante Änderung der Leukozyten im Vergleich zum Vorwert nachweisen läßt, fallen die weißen Blutkörperchen bei Verwendung von Plasmaflux im Laufe der Behandlungen im Mittel bis auf einen Nadir von ca. 65% ab. Obwohl keine Blutbildkontrollen kurz nach den Behandlungen durchgeführt wurden, ist diese Leukopenie erfahrungsgemäß in wenigen Stunden reversibel. Bei unserem

Patienten war sie dementsprechend auch zu Beginn der nächsten Behandlung nicht mehr nachweisbar. Da jedoch kein Unterschied für die Komplementaktivierung durch Suflux und Plasmaflux im Sinne der C3a- und C5a-Vor- und Nachwerte (vgl. Abb. 10) gefunden wurde, scheint die Plasmaflux-induzierte Leukopenie auf einen zusätzlichen membranspezifischen, *komplementunabhängigen* Aktivierungsmechanismus hinzudeuten.

Biokompatibilität (Komplementaktivierung) und klinische Nebenwirkungen

Das Ausmaß der *Komplementaktivierung* (C3a, C5a) im extrakorporalen Kreislauf wurde als Marker der Bio(in)kompatibilität des Systems bestimmt. Sowohl mit Plasmaflux als auch Sulflux als Primärfilter werden signifikante Mengen C3a gebildet. Die C3a-Bildungsrate nimmt im Lauf der Behandlung ab, da zum einen C3 verbraucht wird, v.a. aber, weil die sich während der Behandlung auf der Membranoberfläche niederschlagende Proteinschicht die weitere Komplementaktivierung mitigiert. Der Absolutwert der C3a-Konzentrationen liegt im Plasmafiltrat (nur ein geringerer Anteil erscheint im venösen Auslauf des Primärfilters) im Bereich bis ca. 16 000 ng/ml. C5a wird aus noch unklaren Gründen nur von Sulflux in nennenswertem Ausmaß gebildet.

Die von den Primärfiltern gebildeten *Anaphylatoxine C3a und C5a* werden jedoch erfreulicherweise zu über 80% *in dem LA-15* Liposorber *adsorbiert* (s. Abb. 5). Während nach der Behandlung beim Patienten systemisch deutlich überhöhte C3a-Konzentrationen nachweisbar waren, ergaben sich bei C5a keine signifikanten Änderungen zum Vorwert (s. Abb. 10). Dies könnte darauf zurückzuführen sein, daß die über Plasmaauslauf und venösen Primärfilterauslauf zum Patienten gelangenden Komplementkomponenten im Falle von C3a kumulieren, im Falle von C5a durch die bekanntermaßen schnelle Aufnahme in Granulozyten eine hohe Plasmaclearance aufweisen. Zusammenfassend kann festgestellt werden, daß der Hauptanteil der im Primärfilter generierten Komplementfaktoren im LA-15-Modul adsorbiert wird.

Klinisch war der Patient zu jedem Zeitpunkt kreislauf- und pulsstabil und tolerierte die Behandlungen ausgezeichnet. Bei einer Behandlung trat eine Urtikaria mit geringer Hautrötung, Quaddeln am Thorax und Juckreiz in der befallenen Region auf, die mit 1 Amp. Kalziumglukonat 10% und 1 Amp. Dimetindenmaleat i.v. therapiert wurde, worauf die Symptomatik nach ca. 1 h völlig sistierte. Eine systemische Wirkung im Sinne von Kreislaufbeschwerden oder Atemnot trat nicht auf. Die Ursache dieser Nebenwirkung ist derzeit noch unklar (anamnestisch bekannte Zitrusfruchtallergie bei erhöhten IgE-Spiegeln; Heparinallergie, Komplementaktivierung, Dextransulfatleakage?).

Antikörper gegen das bei der Sterilisation der Primärfilter und Schlauchsysteme verwendete Ethylenoxid konnten nicht nachgewiesen werden. Eventuell liegt bei unserem Patienten ein relativer Kalziummangel durch die geringe Kalziumadsorption an Dextransulfat vor, obwohl die Absolutwerte nie in den hypokalzämischen Bereich absanken. Unter prophylaktischer Gabe von 2mal 5 ml Kalziumglukonat 10% während der folgenden Behandlungen traten keine allergischen Symptome mehr auf.

Zusammenfassung

1) Der LDL-Adsorber LA-15 mit zellulosegebundenem Dextransulfat zeichnet sich durch hohe Selektivität und Effektivität aus. Atherogenes LDL-Cholesterin wird annähernd quantitativ gebunden, zusätzlich wird mit geringerer Effizienz auch VLDL entfernt.
   Die hohe Selektivität zeigt sich in der fast vollständigen Rückführung der antiatherogenen HDL-Cholesterinfraktion sowie der anderen essentiellen Proteine wie Albumin und Immunglobuline.
   Fibrinogen wird in signifikanter Menge mitadsorbiert, ebenso kommt es in geringerem Ausmaß zu einer Erniedrigung von Kalzium und Magnesium im Serum durch Adsorption an Dextransulfat.
   Die automatische on-line-Regeneration des LA-15 während der Behandlung führt zu keinem nachweisbaren Adsorptionskapazitätsverlust.
2) Die Bioinkompatibilität im Sinne von Komplementaktivierung im System ist gering, da die von den Primärfiltern generierten Anaphylatoxine C3a und C5a ebenfalls durch Adsorption an Dextransulfat dem Kreislauf entzogen werden.
   Eine geringe temporäre GOT und GPT Erhöhung (bei normaler γ-GT) nach der Behandlung führte zu keinerlei subjektiver Symptomatik.
   Die bei einer Behandlung therapiepflichtige lokale Urtikaria am Thorax ohne systemische anaphylaktische Reaktion ist ätiologisch unklar. Möglicherweise könnte ein geringes Dextransulfatleakage vorliegen. Eine relative Hypokalzämie wäre als aggravierender Faktor denkbar.
3) Die technische Durchführung von 21 LDL-Apheresebehandlungen mit LA-15/MA-01 verlief komplikationslos. Allerdings können TMP-Anstiege letztlich noch unklarer Genese des Primärfilters (Gerinnungsphänomene, hohe VLDL-Spiegel?) die Effektivität der Behandlung über LDL-Retention im Plasmaseparator und Reduktion des Filtratflusses negativ beeinflussen.

Literatur

1. Borberg H, Gaczkowski A, Hombach V, Oette K, Stoffel W (1988) Treatment of familial hypercholesterolemia by means of specific immunoadsorption. J Clin Apheresis 4:59—65
2. Grundy SM (1986) Cholesterol and coronary heart disease: a new era. JAMA 256:2849—2858
3. Kannel WB, Castelli W, Gordon T et al. (1971) Serum cholesterol, lipoproteins and risk of coronary heart disease: The Framingham Study. Ann Intern Med 74:1—12
4. Kochinke F, Baeyer vH, Schwaner I, Schwerdtfeger R (1986) Comparison of plasmafractionation filters and filtration techniques in the clinical practice of LDL-apheresis. Trans Am Soc Artif Intern Organs 32:388—391
5. Seidel D, Armstrong VW, Schuff-Werner P, Eisenhower T (1988) Removal of low-densitiy lipoproteins and fibrinogen by precipitation with heparin at low pH: clinical application and experience. J Clin Apheresis 4:78—81
6. Yokoyama S (1988) Treatment of hypercholesterolemia by chemical adsorption of lipoproteins. J Clin Apheresis 4:66—71

Teil II:
Rekombinantes humanes Erythropoietin (rhEPO)

1. Molekulare Biologie von Erythropoietin

L. Wieczorek*, P. Hirth**, K. B. Schöpe*, P. Scigalla*, D. Krüger***

Molekularbiologische Untersuchungen des Glykoproteinhormons Erythropoietin (EPO) sind mittlerweile möglich, da ein hochreines Molekül mit Hilfe der neuen Methoden der Genetik hergestellt werden kann [8, 14]. Im folgenden soll die Strategie dargestellt werden, wie der Prozeß zur Herstellung des Erythropoietins über die sog. rekombinante DNA-Technik entwickelt worden ist. Die angewandte Methode geht von der Isolierung von Erythropoietin aus dem Urin von Patienten mit aplastischer Anämie aus und endet − nach Entschlüsselung des genetischen Codes und Manipulierung des Gens − in der fermentativen Darstellung und Reinigung von ausreichenden Mengen dieses rekombinanten Materials. Dieser Prozeß soll im Detail dargestellt werden.

In einem zweiten Teil soll auf die Reinheit des rekombinanten EPO und auf seine Vergleichbarkeit zu humanem, aus Urin isoliertem Erythropoietin eingegangen werden. Abschließend wird gezeigt, wie das Produkt hergestellt und welche Methoden eingesetzt werden, um zu garantieren, daß ein sicheres und biologisch aktives Material zum Einsatz für klinische Prüfungen und zur Behandlung von Patienten zur Verfügung steht.

Erythropoietin hat eine lange Geschichte; schon im Jahre 1906 postulierten Carnot u. Deflandre, daß ein humoraler Faktor, bereits „Hämatopoietin" genannt, die Bildung von roten Blutzellen kontrolliert [2]. Es dauerte weitere 40 Jahre, bis (unabhängig voneinander) Reissmann und Erslev dieses Postulat bestätigten [4, 18]. Einige Jahre später wurde durch Jacobson die Niere als primärer Ort der Erythropoietinbildung entdeckt [9]. Nach weiteren 20 Jahren gelang es Miyake et al., Erythropoietin aus dem Urin bis zu einem Reinheitsgrad zu isolieren, der es der modernen Biochemie ermöglichte, die Erythropoietinforschung zu intensivieren [15].

Mit Hilfe der Gentechnologie wurde es dann innerhalb extrem kurzer Zeit möglich gemacht, das Erythropoietin-Gen zu klonieren und zu exprimieren, um genügend Material zum Einsatz insbesondere für klinische Prüfungen zur Verfügung zu stellen [5, 23]. Ein Blick auf die Zeitskala zeigt, daß zwischen der Isolierung des EPO-Gens und ersten klinischen Ergebnissen eine Periode von nicht einmal 3 Jahren liegt.

---

* Produktentwicklung Therapeutika, Boehringer Mannheim GmbH, Mannheim, BRD,
** Abteilung Genetik, Boehringer Mannheim GmbH, Penzberg, BRD,
*** Qualitätskontrolle Therapeutika, Boehringer Mannheim GmbH, Mannheim, BRD

Geschichte der Erythropoietinforschung

1906	Carnot u. Deflandre [2]
	Übertragung von Plasma anämischer Kaninchen auf normale Tiere führt zum Anstieg des Hämatokrits: „Haematopoietin"
1950–1955	Reissmann, Erslev [4, 18]
	Bestätigung der humoralen Regulation der Erythropoese: „Erythropoietin"
1957	Jacobson [9]
	Die Niere ist der primäre Bildungsort für Erythropoietin
1977	Miyake [15]
	Isolierung und Reinigung von EPO aus dem Urin von aplastischen Anämikern
1985–1986	Jacobs et al., Lin et al. [8, 14]
	Klonierung des EPO-Gens und gentechnologische Herstellung von Erythropoietin
	▼
	Rekombinantes menschliches Erythropoietin für klinische Anwendung
Nov. 1986	Erste klinische Ergebnisse
Januar 1987	Winearls et al., Eschbach et al. [5, 23]

Das diesen Arbeiten zugrundeliegende Konzept wird ersichtlich, wenn man den üblichen Fluß der genetischen Information in lebenden Zellen betrachtet. Als genetischer Informationsspeicher dient Desoxyribonukleinsäure, in der alle Informationen zu Struktur, Herstellung und Regulation von Proteinen in Form einer Sequenz ihrer Bausteine, der Desoxyribonukleotide enthalten sind. Diese Information wird zunächst in Ribonukleinsäure (RNA) umgeschrieben und liegt als Sequenz von komplementären Ribonukleotiden vor. Die RNA schließlich wird – nach Durchlaufen eines regulatorischen Reifungsschrittes – gemäß den Regeln des genetischen Codes in die entsprechende Aminosäuresequenz eines Proteins übersetzt (Abb. 1). Zur Isolation des für ein definiertes Protein codierenden DNA-Abschnittes wird dieser Informationsfluß umgekehrt; aus der Aminosäuresequenz des Proteins – oder Teilen hiervon – wird gedanklich die Nukleotidsequenz des RNA- bzw. DNA-Abschnittes gemäß den obigen Regeln abgeleitet.

Im Fall von humanem Erythropoietin (Abb. 2) wurde dieses zunächst aus dem Urin von Patienten mit aplastischer Anämie isoliert und bis zu einer scheinbaren Homogenität gereinigt [8]. Nach enzymatischer Verdauung mit Trypsin wurden die Peptidfragmente isoliert und einer N-terminalen Aminosäureanalyse unterzogen. Aus dieser Information über die Aminosäuresequenz konnte nun – wie oben erwähnt – die korrespondierende Nukleinsäuresequenz abgeleitet werden. Unter Ausnutzung der Nukleinsäurechemie wurden auf Basis dieser Information Fragmente von Oligonukleotiden aus dem EPO-Gen synthetisiert. Diese wurden radioaktiv markiert und als Sonden zur Suche nach komplementären Anteilen des EPO-Gens in einer menschlichen Genbank verwendet. Bei dieser Suche bedient man sich der Methode der Hybridisierung, die auf dem Prinzip der komplementä-

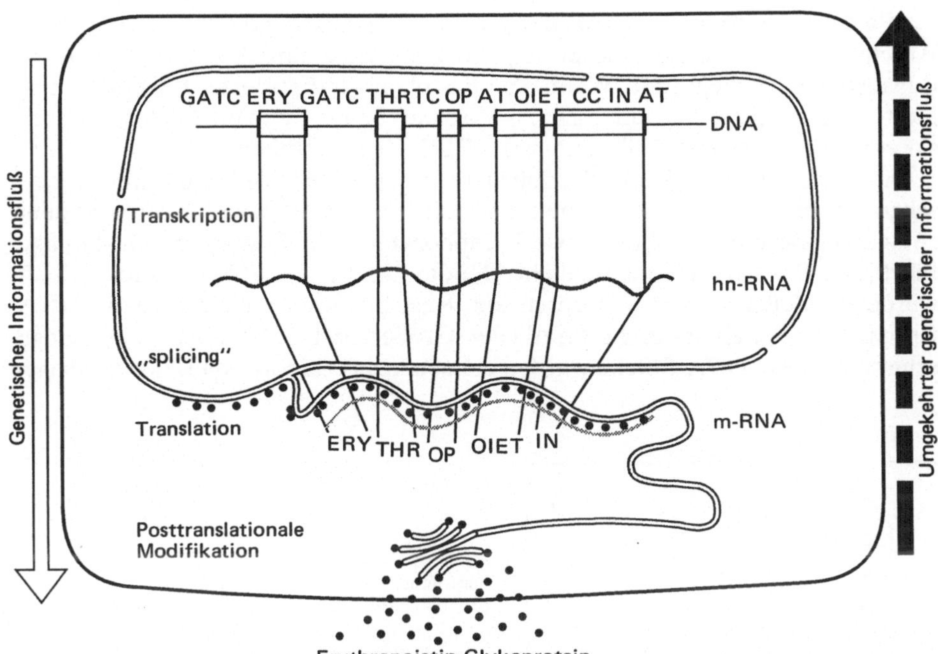

Abb. 1. Genetischer Informationsfluß: Aus der DNA wird zunächst eine RNA-Kopie des EPO-Gens hergestellt, aus der durch Entfernung der nichtkodierenden Anteile die m-RNA gebildet wird. Diese wird im endoplasmatischen Retikulum der Zelle an den Ribosomen in das entsprechende Protein übersetzt, welches anschließend weiter modifiziert wird (z.B. Glykosylierung, Bildung von Disulfidbrücken). Schließlich wird das Protein über den Golgi-Apparat aus der Zelle ausgeschleust

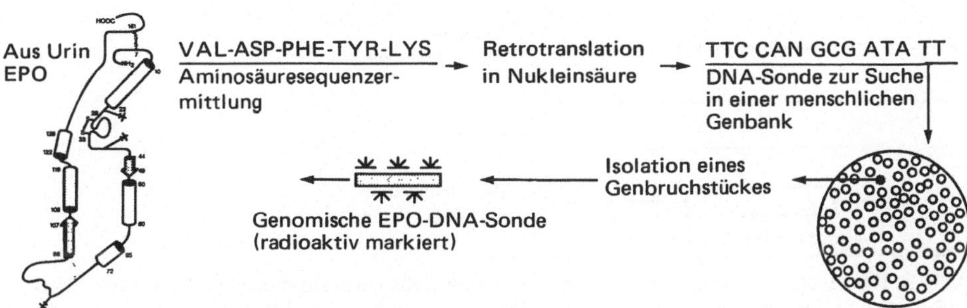

Abb. 2. Humanes Erythropoietin wurde aus Urin von aplastischen Anämikern isoliert und die Aminosäuresequenz ermittelt. Ausgehend von dieser Aminosäuresequenz wurden analoge Oligonukleotide synthetisiert, radioaktiv markiert und mit ihrer Hilfe in einer menschlichen genomischen DNA-Bank nach einem Klon, der Teile des EPO-Gens enthält, gesucht. Dieser Klon wurde expandiert und daraus das DNA-Teilstück des EPO-Gens isoliert (Herstellung des Produzentenklons, Teil 1)

ren Basenpaarung basiert. Danach bindet ein Oligonukleotid nur an solche DNA-Abschnitte, in denen die zu ihrer Sequenz komplementäre Abfolge von Nukleotidbausteinen vorliegt [24]. Wenn also das oben synthetisierte, radioaktiv markierte Oligonukleotid an einen DNA-Abschnitt in der Genbank bindet, muß dieser zumindest aus einer Teilsequenz des EPO-Gens bestehen.

Die humane Genbank oder Genbücherei repräsentiert die Summe aller genetischen Informationen des Menschen. Die Konstruktion einer Genbank wird heutzutage aus bestimmten Zellen wie Lymphozyten oder Plazentazellen durchgeführt [24]. Das haploide menschliche Genom, das ca. $3 \cdot 10^9$ Nukleotide enthält, wurde aus Zellen isoliert und durch sog. Restriktionsenzyme in kleinere DNA-Bruchstücke mit einer durchschnittlichen Größe von $1 \cdot 10^4$ Nukleotiden kleingeschnitten. Diese DNA-Stücke wurden danach in das Genom von Bakteriophagen

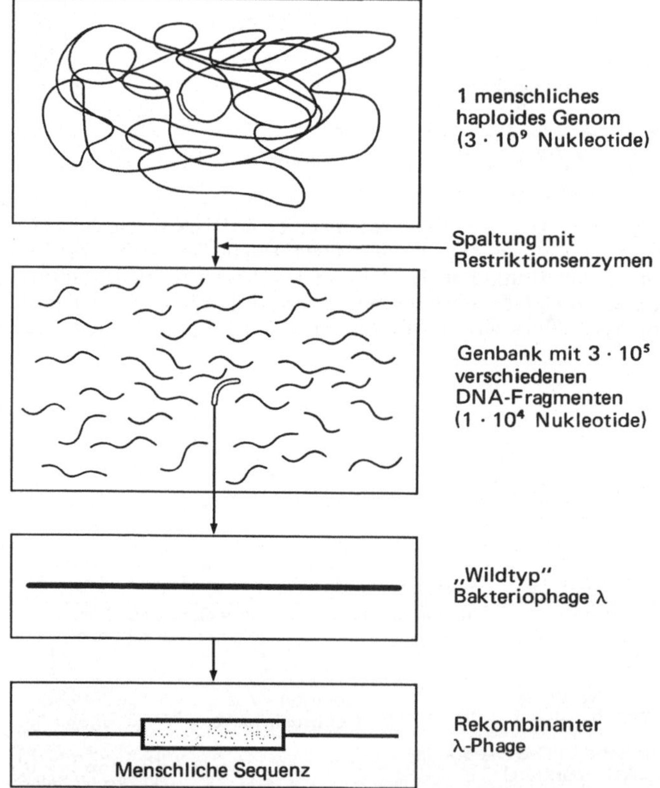

Abb. 3. Konstruktion einer menschlichen Genbank: Das gesamte menschliche Genom wird an definierten Stellen mit bestimmten Restriktionsenzymen in kleine Fragmente (Länge ca. $1 \cdot 10^4$ Nukleotide) gespalten. Die Fragmente werden in das Genom von Bakteriophagen λ eingebaut, so daß idealerweise jedes menschliche Genfragment in ein Phagengenom inkorporiert ist. Die neu gewonnenen rekombinanten Phagengenome werden anschließend in leere Phagenköpfe „verpackt" und können so gelagert werden. Durch Infektion von geeigneten Wirtszellen (z.B. E. coli) kann die in der Genbank enthaltene Information vervielfältigt werden (s. auch [24]

λ überführt (Abb. 3) [8]. Auf diese Weise wird eine Vielzahl von Bakteriophagen erhalten, in deren Summe die gesamte genomische Information des Menschen enthalten ist. Mit Hilfe der synthetisierten, radioaktiv markierten Oligonukleotidsonde war es nun möglich, den komplementären rekombinanten λ-Klon, der das menschliche Erythropoietin-Gen oder wenigstens ein Fragment davon enthält, zu isolieren und selektiv zu vermehren [24].

Das erhaltene chromosomale (genomische) Genfragment kodiert möglicherweise nur ein unvollständiges Erythropoietinmolekül und bringt u. U. ein nicht aktives Protein hervor. Deshalb mußte ein zweiter Arbeitsschritt durchgeführt werden.

Das theoretische Konzept hierfür ging davon aus, daß man zunächst nach Geweben suchen sollte, in denen Erythropoietin in großen Konzentrationen exprimiert wird. Dabei bestätigte sich, daß Erythropoietin außer in der Niere mit einer hohen Expressionsrate auch in fötalen Leberzellen nachweisbar ist. Zum Nachweis wurde das isolierte Genfragment als radioaktiv markierte Sonde verwendet, dessen spezifische Hybridisierung an Messenger-RNA (m-RNA) die Expression von Erythropoietin anzeigt [8].

Die gesamte m-RNA fötaler Leberzellen wurde daraufhin isoliert und enzymatisch durch reverse Transkription in eine komplementäre DNA-Kopie, auch bezeichnet als c-DNA, umgeschrieben. In der gleichen Art und Weise wie die genomische menschliche Genbank konstruiert wurde, wurde diese c-DNA in Plasmide eingebaut und eine c-DNA-Bank hergestellt. Unter Verwendung des oben erhaltenen genomischen EPO-Fragments als radioaktiver Oligonukleotidsonde war man nun in der Lage, die vollständige EPO-spezifische c-DNA zu isolieren (Abb. 4). Diese EPO-c-DNA, die für 166 Aminosäuren mit einem für die

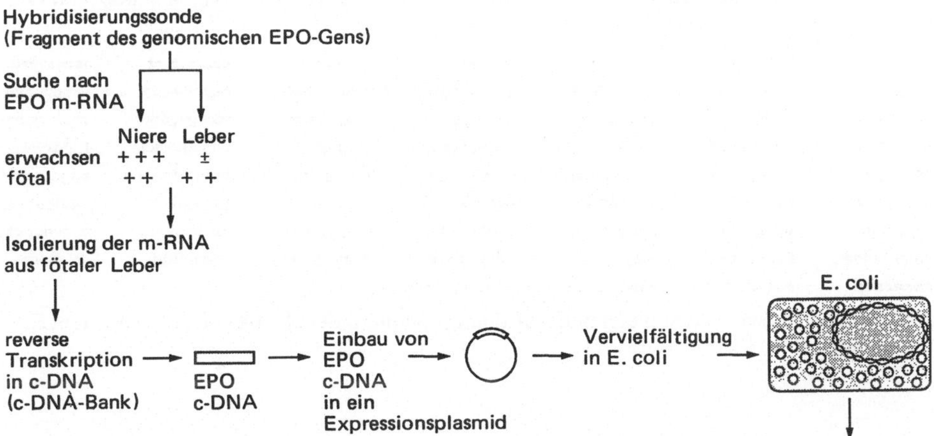

Abb. 4. Unter Verwendung der erhaltenen DNA-Teilsequenz des EPO-Gens wurde EPO-spezifische mRNA in fötalen humanen Leberzellen entdeckt. Diese cDNA-Bank wurde herausgezogen, um ebenfalls mit Hilfe der gewonnenen DNA-Teilsequenz des EPO-Gens nach der gesamten EPO-spezifischen cDNA zu suchen. Diese EPO-cDNA wurde anschließend in ein Expressionsplasmid eingebaut und in E. coli vervielfältigt (Herstellung des Produzentenklons, Teil 2)

A   5'   3'
                                                              — AAAAAAA

                  27aa   166aa
                  leader   mature product

                  200   400   600   800   1000   1200   1400 bp

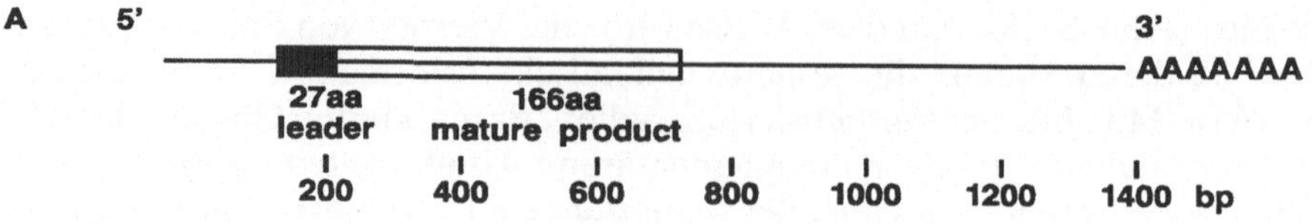

                                        cccggagcc   ggaccggggc   caccgcgccc   gctctgctccg   acaccgcgcc

ccctggacag   ccgccctctc   ctccaggccc   gtggggctgg   ccctgcaccg   ccgagcttcc   cgggatgaggg   ccccpggtgt
                                                                          −27
                                                                          MET GLY VAL HIS GLU CYS PRO
ggtcacccgg   cgcgccccag   gtcgctgagg   gaccccggcc   aggcgcggag   ATG GGG GTG CAC GAA TGT CCT
                                                                                            ▲

ALA TRP LEU TRP LEU LEU LEU SER LEU LEU SER LEU PRO LEU GLY LEU PRO VAL LEU GLY
GCC TGG CTG TGG CTT CTC CTG TCC CTG CTG TCG CTC CCT CTG GGC CTC CCA GTC CTG GGC
1   SH   10   20
Ala Pro Pro Arg Leu Ile Cys Asp Ser Arg Val Leu Glu Arg Tyr Leu Leu Glu Ala Lys
GCC CCA CCA CGC CTC ATC TGT GAC AGC CGA GTC CTG GAG AGG TAC CTC TTG GAG GCC AAG

                    *   SH   30   SH   *   40
Glu Ala Glu Asn Ile Thr Thr Gly Cys Ala Glu His Cys Ser Leu Asn Glu Asn Ile Thr
GAG GCC GAG AAT ATC ACG ACG GGC TGT GCT GAA CAC TGC AGC TTG AAT GAG AAT ATC ACT
                              ▲   50   60
Val Pro Asp Thr Lys Val Asn Phe Tyr Ala Trp Lys Arg Met Glu Val Gly Gln Gln Ala
GTC CCA GAC ACC AAA GTT AAT TTC TAT GCC TGG AAG AGG ATG GAG GTC GGG CAG CAG GCC
                                                  70   ▲   80
Val Glu Val Trp Gln Gly Leu Ala Leu Leu Ser Glu Ala Val Leu Arg Gly Gln Ala Leu
GTA GAA GTC TGG CAG GGC CTG GCC CTG CTG TCG GAA GCT GTC CTG CGG GGC CAG GCC CTG
          *   90   100
Leu Val Asn Ser Ser Gln Pro Trp Glu Pro Leu Gln Leu His Val Asp Lys Ala Val Ser
TTG GTC AAC TCT TCC CAG CCG TGG GAG CCC CTG CAG CTG CAT GTG GAT AAA GCC GTC AGT
                                        110   120
Gly Leu Arg Ser Leu Thr Thr Leu Leu Arg Ala Leu Gly Ala Gln Lys Glu Ala Ile Ser
GGC CTT CGC AGC CTC ACC ACT CTG CTT CGG GCT CTG CGA GCC CAG AAG GAA GCC ATC TCC
                                        130   ▲   140
Pro Pro Asp Ala Ala Ser Ala Ala Pro Leu Arg Thr Ile Thr Ala Asp Thr Phe Arg Lys
CCT CCA GAT GCG GCC TCA GCT GCT CCA CTC CGA ACA ATC ACT GCT GAC ACT TTC CGC AAA
                                        150   160
Leu Phe Arg Val Tyr Ser Asn Phe Leu Arg Gly Lys Leu Lys Leu Tyr Thr Gly Glu Ala
CTC TTC CGA GTC TAC TCC AAT TTC CTC CGG GGA AAG CTG AAG CTG TAC ACA GGG GAG GCC
SH   166
Cys Arg Thr Gly Asp Arg
TGC AGG ACA GGG GAC AGA TGA ccaggtg   tgtccacctg   ggcatatcca   ccacctcct   caccaacatt
gcttgtgcca   caccctcccc   cgccactcct   gaacccgtc   gaggggctct   cagctcagcg   ccagcctgtc
ccatggacac   tccagtgcca   gcaatgacat   ctcaggggcc   agaggaactg   tccagagagc   aactctgaga
tctaaggatg   tcacagggcc   aacttgaggg   cccagagcag   gaagcattca   gagagcagct   ttaaactcag
ggacagagcc   atgctgggaa   gacgcctgag   ctcactcggc   accctgcaaa   atttgatgcc   aggacacgct
ttggaggcga   tttacctgtt   ttcgcaccta   ccatcaggga   caggatgacc   tggagaactt   aggtggcaag
ctgtgacttc   tccaggtctc   acgggcatgg   gcactccctt   ggtggcaaga   gcccccttga   caccggggtg
gtgggaacca   tgaagacagg   atggggggctg   gcctctggct   ctcatggggt   ccaagttttg   tgtattcttc
aacctcattg   acaagaactg   aaaccaccaa   aaaaaaaaaaa

Abb. 5. Schematische Darstellung und vollständige Sequenz der cDNA von menschlichem Erythropoietin (Nach [8])

Sekretion notwendigen Leader-Peptid von zusätzlich 27 Aminosäuren kodiert,
stellt nun das genetische Ausgangsmaterial für die Herstellung des Proteins dar
(Abb. 5) [8].

An dieser Stelle der Entwicklungsarbeiten erhob sich nun die Frage, in welches
zelluläre System das EPO-Gen eingeführt werden mußte, um ein aktives Protein

zu exprimieren. Hierfür kommen prinzipiell Bakterienzellen bzw. tierische oder pflanzliche Zellen in Frage. Die Gründe, warum letztendlich Säugetierzellen („mammalian cells") für die Produktion von rhEPO ausgewählt wurden, sind folgende:

1) Das Protein wird schnell und vollständig in das Kulturmedium sezerniert.
2) Proteinfaltung und Bildung von Disulphidbrücken erfolgt in der korrekten Weise (richtige Tertiär- und Quartärstruktur des Produktes).
3) O- und N-Glykosylierungen erfolgen an den richtigen Stellen.

Als wesentlicher Grund im Falle des Erythropoietins ist herauszustellen, daß diese Säugetierzellen die N- bzw. O-Glykosylierungen, die für die biologische Aktivität des Glykoproteins notwendig sind, durchführen können. In der Tat sind diese Glykosylierungen essentiell für die Wirkung von Erythropoietin und werden von bakteriellen Zellsystemen nicht vollführt. Das gleiche gilt für die korrekte Ausbildung der Disulphidbrücken. Weiterhin werden Proteine, die in Säugetierzellen produziert werden, in der Regel sofort von der Zelle sezerniert, und diese Tatsache macht die Isolierung eines Proteinprodukts leichter. Im Gegensatz zu bakteriellen Zellen ist die Säugetierzelle schließlich in der Lage, ein Protein mit der funktionstüchtigen Tertiärstruktur (Faltung) und der Bildung der richtigen Disulphidbrücken während des Syntheseprozesses herzustellen.

Das Säugetierzellsystem der Wahl für eine EPO-Expression sind Zellen aus dem Ovargewebe des chinesischen Hamsters oder – in kurzer Form – CHO-Zellen. Der folgende Arbeitsschritt zur Herstellung von rekombinantem Erythropoietin bestand nun darin, das spezifische EPO-Gen in derartige CHO-Zellen einzubringen und einen Weg zu finden, diese Zellen zur Expression des Glykoproteins in großen Mengen zu bringen.

Als Vehikel oder Vektoren für die Einbringung (Transfektion) von gewünschten Genen in Säugetierzellen dienen in aller Regel sog. Plasmidexpressionsvektoren. Plasmide sind extrachromosomale, ringförmige genetische Elemente aus Bakterien, die eine wesentliche Rolle bei der Ausbildung von Antibiotikaresistenzen in Bakterien spielen. Die Erythropoietin-kodierende DNA-Sequenz wurde in einen Plasmidexpressionsvektor eingefügt, der neben regulierenden Gensequenzen ein wichtiges Markergen enthält. Dieses Markergen besitzt für die Herstellung von Erythropoietin in Säugetierzellen eine besondere Bedeutung. Unter speziellen Kulturbedingungen stellt das Markergen einen Selektionsvorteil dar, so daß nur solche Zellen selektioniert werden, die das Markergen enthalten. Diese CHO-Zellen produzieren unter normalen Bedingungen Erythropoietin im ng/ml-Bereich. Bei Anwendung eines Selektionsdrucks vervielfältigt die Zelle die Anzahl der Markergene und der benachbarten EPO-Gene, so daß teilweise über 100 Kopien des EPO-Gens in einer Zelle vorliegen. Aus diesen Gründen ist die Zelle dann in der Lage, tatsächlich dramatisch höhere Mengen des EPO-Proteins zu produzieren. Mit Hilfe dieser Amplifizierungsschritte können somit sog. Produktionszellen erhalten werden, die fähig sind, große Mengen des Proteins zu exprimieren, und zwar in einer Größenordnung, die tausend- bis zehntausendfach höher ist als die ursprüngliche gentechnologisch manipulierte Zelle. Solche CHO-Zellen wurden anschließend an Wachstumsbedingungen im Fermenter adaptiert, was zu Produktionszellen führte, die das gewünschte Glykoprotein in großen

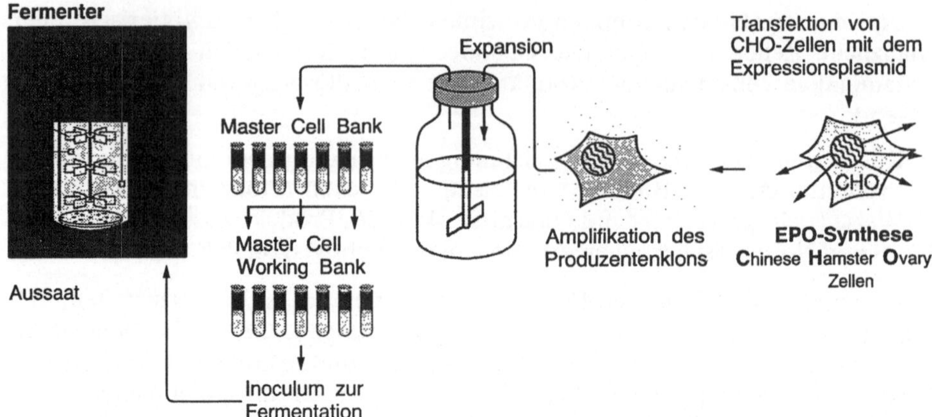

Abb. 6. Das Expressionsplasmid wurde durch Transfektion in CHO-Zellen (Chinese-Hamster-Ovary-Zellen) eingeschleust und durch spezielle Selektionsbedingungen die EPO-kodierenden Sequenzen amplifiziert. Dieser Zellklon zeichnet sich durch eine sehr hohe Biosyntheseleistung von rhEPO aus und wurde nach Expansion in einer Master Cell Bank konserviert. Aus der Master Cell Bank (MCB) wird nach Bedarf eine Master Cell Working Bank (MCWB) angelegt, von der eine Ampulle zu Beginn jedes Produktionslaufs zur fermentativen Herstellung von rhEPO ausgesät wird (Herstellung des Produzentenklons, Teil 3)

Mengen unter sehr kontrollierten und definierten Bedingungen produzieren können (Abb. 6).

Der Produktionsprozeß zur Herstellung von Erythropoietin beginnt mit der Anzucht von EPO-produzierenden CHO-Zellen in Kulturflaschen. Dieses Inokulum wird dann vergrößert und schließlich zusammen mit frischer Nährlösung in einen 1 600 l Fermenter eingebracht. Die Produktion kann nur unter sog. semikontinuierlichen Bedingungen durchgeführt werden in der Weise, daß ein bestimmtes Volumen der Kultur geerntet und der Fermenter mit frischem Medium neu aufgefüllt wird. Dieser Prozeß kann viele Male durchlaufen werden, wobei jede Ernte separat weiterverarbeitet wird. Die geerntete Suspension passiert nun Tiefenfilter und Membranfilter, um den Überstand von den Zellen zu trennen. Anschließend wird das gewünschte Produkt über verschiedenartige chromatographische Schritte gereinigt, an deren Ende das einheitliche, reine und biologisch aktive Präparat steht (Abb. 7).

Die Reinigung von Glykoproteinen über Chromatographie birgt einige Risiken in sich; insbesondere kann das Protein denaturiert werden, und es kann zu Aggregat- bzw. Dimerbildungen kommen [20]. Aus diesem Grund muß das biologische Arzneimittel Erythropoietin einer Vielzahl von Kontrolluntersuchungen unterworfen werden, um sicherzustellen, daß das produzierte Material rein, sicher und aktiv ist.

Im Rahmen der Produktkontrolle wird jede produzierte Charge von rhEPO einer intensiven Testung unterzogen, die im folgenden diskutiert wird.

Da denaturiertes Erythropoietin zu Komplikationen bei der therapeutischen Verabreichung führen könnte, wird jede produzierte Charge von rhEPO einer

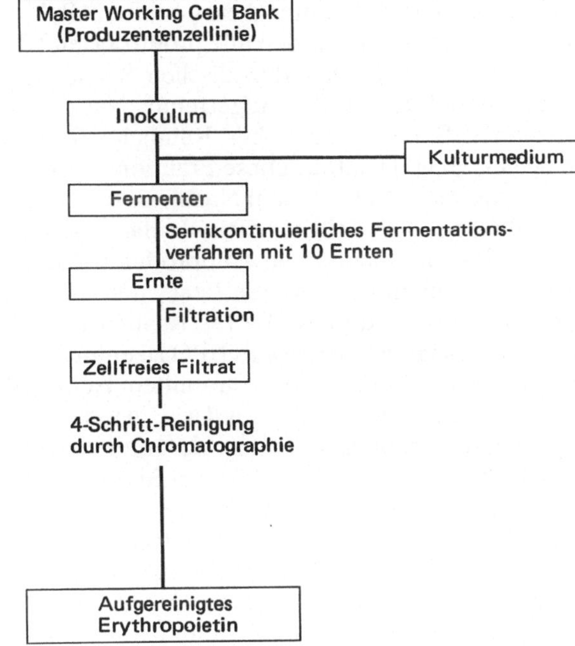

Abb. 7. Ablaufschema der Fermentation und Reinigung von rhEPO

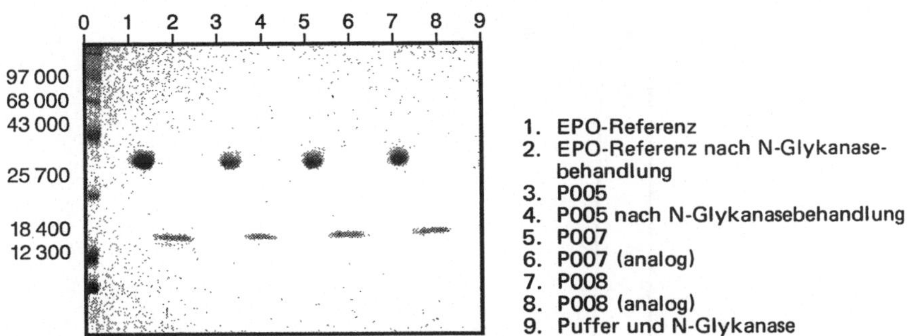

Abb. 8. Untersuchung von verschiedenen Chargen von rhEPO mittels SDS-Gelelektrophorese vor und nach Behandlung mit N-Glykanase

intensiven Reinheitskontrolle unterzogen. Die Methoden der Wahl sind heutzutage elektrophoretische Auftrennungen der Präparation und HPLC-Untersuchungen. In Abb. 8 sind Auftrennung von verschiedenen Produktionschargen über die sog. Polyacrylamidgelelektrophorese dargestellt. Man erkennt auf dieser Abbildung relativ breite Banden bei einem Molekulargewicht von ca. 35 000 Dalton. Diese breiten Banden sind typisch für Glykoproteine und stammen von einem O-glykosidisch und 3 N-glykosidisch gebundenen Kohlenhydraten des EPO-Moleküls, die ca. 40% des Molekulargewichts ausmachen. Um nun zu garantieren, daß sich hinter diesen breiten Glykoproteinbanden keine Verunreinigungen verbergen, werden alle produzierten EPO-Chargen mit dem Enzym N-Glykanase, das alle N-glykosidischen Kohlenhydrate abspaltet, behandelt und wiederum auf einem Gel aufgetrennt. Nach dieser enzymatischen Behandlung erscheinen Banden von hoher Reinheit mit einem Molekulargewicht von ca. 18 000 bis 20 000 Dalton. Diese Fraktionen erscheinen jetzt als scharfe Banden.

Eine weitere Methode zum Nachweis der oben angegebenen Aggregatbildung stellt die sog. TSK-HPLC-Methode dar, wie auf Abb. 9 für eine Produktionscharge des therapeutischen Endprodukts dargestellt. Man erkennt nur einen EPO-Peak neben dem breiten Peak, der von den galenischen Hilfsstoffen herrührt. Mit reversed-phase-HPLC ist man in der Lage, denaturierte und somit weniger wirksame Formen von EPO zu entdecken. Wichtig für die Charakterisierung von gentechnologisch hergestelltem EPO ist der Nachweis der Vergleichbarkeit zu menschlichem EPO aus Urin. Als sehr sensitive Methode wird dazu das sog. „peptide mapping" benutzt; darunter versteht man die Behandlung von Erythropoietinlösungen mit dem Enzym Endoproteinase-Lys-C, das das Protein nach jedem Lysin aufspaltet. Das erhaltene Gemisch von Peptidbruchstücken wird sodann über eine HPLC-Säule aufgetrennt. Diese Methode erlaubt nicht nur eine komplexe Analyse der Proteinanteile, sondern würde evtl. auch andere Modifikationen im Molekül aufzeigen [17]. In Abb. 10 sind die Abbauprodukte von gereinigtem humanem EPO aus Urin und von rekombinantem EPO wiedergegeben. Jeder Peak des Chromatogramms stellt ein Peptidfragment dar, das gesondert

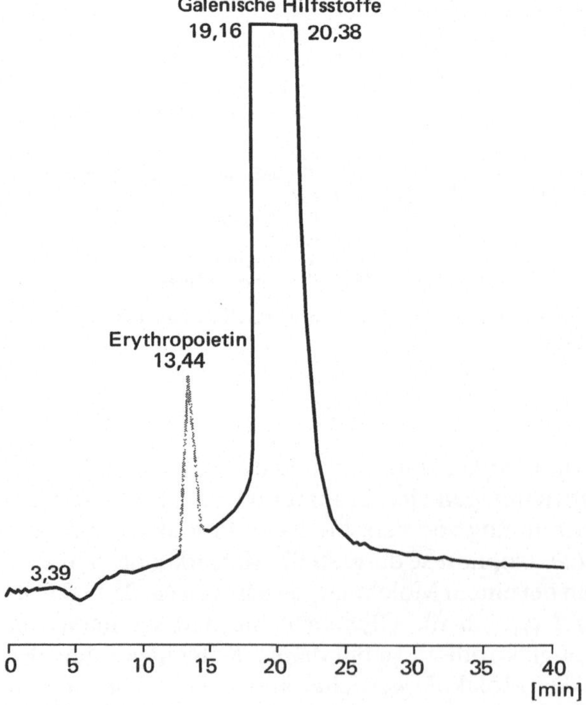

Abb. 9. Chromatographische Untersuchung von rhEPO mittels TSK-HPLC. Der breite Peak (Retentionszeit 19,16–28,38 min.) stammt von den Hilfsstoffen aus dem Fertigarzneimittel; der rhEPO-Peak erscheint nach 13,44 min

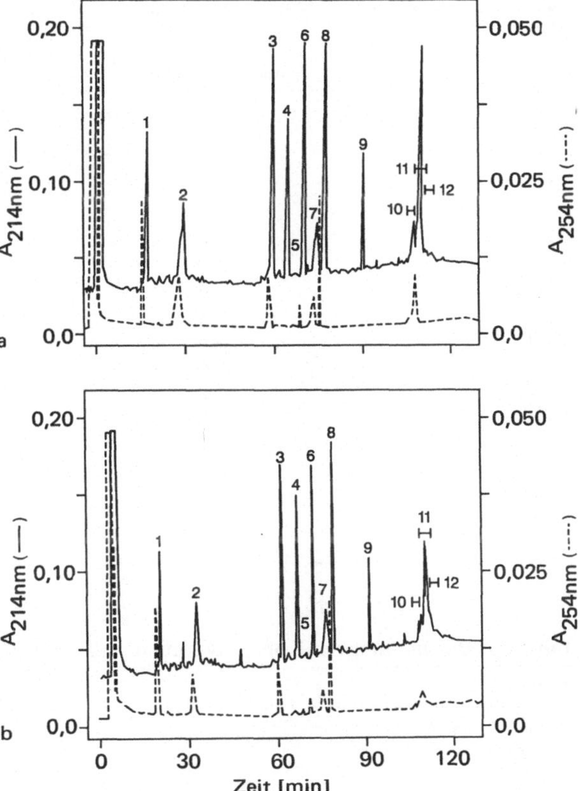

Abb. 10a, b. Chromatographische Auftrennung der proteolytischen Abbauprodukte von EPO nach Behandlung mit Endoprotease-Lys C; **a** rhEPO, **b** aus Urin isoliertes humanes EPO (Referenz)

identifiziert werden kann. Mit beiden Präparationen wurden überwiegend scharfe Banden erhalten. Die wenigen verbreiterten Banden sind, wie schon bei der Elektrophorese erwähnt, charakteristisch für Glykopeptide. Der Vergleich des Bandenmusters beider Präparate zeigt eine nahezu vollständige Übereinstimmung von rekombinantem und natürlichem Erythropoietin.

Weitere bedeutende Untersuchungen für die Charakterisierung von rhEPO zielen auf die Protein- und Kohlenhydratanteile des Moleküls. In Tabelle 1 ist die Aminosäurezusammensetzung von verschiedenen produzierten Chargen des rekombinanten Produkts dargestellt. Die Anteile der Mole für jede Aminosäure sind dort als Mittelwert von verschiedenen Produktionschargen des rekombinanten Produkts angegeben und den Anteilen, die in der Referenzsubstanz, dem aus Urin isolierten WHO-Standard, gefunden worden sind, gegenübergestellt. Aus den Daten geht hervor, daß beide Präparationen diesbezüglich sehr gut übereinstimmen.

Die gleichen reproduzierbaren Ergebnisse werden erhalten für die Kohlenhydratzusammensetzung von verschiedenen rhEPO-Präparationen (Tabelle 2). Wie schon oben angedeutet, ist die richtige Glykosylierung des rekombinanten

Tabelle 1. Aminosäureanalyse von 5 Chargen rh EPO im Vergleich zu Referenzpräparationen

	Mittelwert aus 5 Chargen	EPO aus Urin	Referenzstandard 535-87
ASX	11,9	12,6	11,8
THR	10,5	10,3	9,8
SER	9,2	9,0	7,7
GLX	19,0	19,0	19,0
PRO	8,0	7,9	8,5
GLY	9,0	9,0	9,9
ALA	18,9	18,7	19,3
PECYS	3,4	–	–
VAL	10,4	10,7	11,0
MET	0,6	0,6	0,5
ILE	4,6	4,7	5,0
LEU	23,3	23,0	24,5
TYR	3,9	4,0	3,9
PHE	4,0	4,6	3,7
HIS	2,0	2,0	2,1
LYS	7,9	8,0	8,4
TRP	–	–	–
ARG	12,0	11,2	12,2

Tabelle 2. Bestimmung der Kohlenhydrate in rh EPO (Mittelwerte aus 21 Proben)

Zucker	Mole Zucker / Mole Protein
Fucose	$3,7 \pm 1,9$
Mannose	$9,6 \pm 1,6$
Galaktose	$13,8 \pm 2,2$
N-Acetylgalaktosamin	$0,8 \pm 0,3$
N-Acetylglukosamin	$16,8 \pm 2,8$
Sialinsäure	$15,0 \pm 2,8$

Materials absolut essentiell für die biologische Aktivität von rhEPO in vivo. Intensive Analysen müssen deshalb durchgeführt werden, um die Kohlenhydratzusammensetzung des rekombinanten EPO zu bestimmen. Tabelle 2 gibt die verschiedenen gefundenen Kohlenhydrattypen und ihre molare Konzentration per mol Protein wieder. Die Gegenwart von N-Acetylgalaktosamin weist auf die Benutzung der O-Glykosylierungsstelle hin [6].

Unerwähnt blieb bisher die Bedeutung des Sialinsäuregehaltes für die Bioaktivität von EPO. In Abb. 11 sind daher Ergebnisse eines Experiments wiedergegeben, in dem Erythropoietin mit verschiedenen Konzentrationen des Enzyms Sialidase behandelt worden ist und dann im polyzythämischen Mausmodell auf die biologische Aktivität untersucht worden ist. Abhängig von der Sialidaseaktivität ist ein dramatischer konzentrationsabhängiger Abfall in der spezifischen Aktivität von Erythropoietin feststellbar. Die Gründe dafür liegen darin, daß desialisiertes EPO sehr schnell über den Asialorezeptor in der Leber ausgeschieden wird und deshalb keine pharmakologisch wirksame Konzentration für die eigentlichen Zielzellen erreicht werden kann [6].

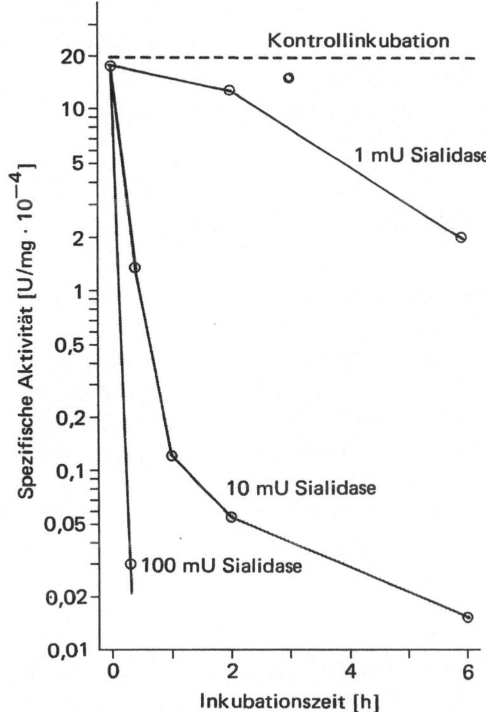

Abb. 11. Einfluß der Behandlung von rhEPO mit Sialidase auf die biologische Aktivität in vivo

Das Konzept, nach dem die Qualität jeder Charge Erythropoietin kontrolliert wird, gliedert sich in 3 Teile (vgl. Übersichten). Zum einen werden von ausgewählten Chargen physikochemische Eigenschaften ermittelt [16]. In diese Kategorie fallen die Untersuchungen zur Aminosäurezusammensetzung, „peptide mapping", N-Terminus-Sequenzierung und Kohlenhydratzusammensetzung [22]. Schließlich wird mittels isoelektrischer Fokussierung der Bereich der isoelektrischen Punkte ermittelt. Da Erythropoietin hinsichtlich der Kohlenhydratzusammensetzung kein streng einheitliches Molekül darstellt, der Kohlenhydratanteil aber wesentlich den isoelektrischen Punkt des Gesamtmoleküls beeinflußt, wird mit dieser Analyse ein für das Produkt charakteristisches Bandenmuster beobachtet.

Nachdem somit das Erythropoietin weitgehend molekular charakterisiert ist, wird zum zweiten die Reinheit und Sicherheit jeder Charge eingehend untersucht (s. Übersicht S. 68). Die Abwesenheit von Proteinverunreinigungen, Denaturierungsprodukten und möglicherweise gebildeten Erythropoietinaggregaten wird mit den bereits erwähnten chromatographischen (HPLC) und elektrophoretischen Methoden nachgewiesen [1, 11]. Auf die potentielle Kontaminante Rinderserumalbumin − ein Hauptbestandteil des Fermentationsmediums − wird mittels eines spezifischen und hochsensitiven ELISA geprüft.

Weiterhin wird chargenweise geprüft auf Keimzahl, Pyrogenität, humanpathogene Viren, Mykoplasmen und DNA [7, 12, 25]. Die Abwesenheit von Viren wird

Qualitätskontrolle von rhEPO. Physikochemische Charakterisierung von ausge-
wählten Chargen
- Aminosäurezusammensetzung,
- peptide mapping,
- N-Terminus-Sequenzierung,
- Kohlenhydratzusammensetzung,
- isoelektrische Fokussierung.

Qualitätskontrolle von rhEPO. Untersuchung zur Reinheit und Sicherheit jeder
Charge
- Untersuchung mittels SDS-Polyacrylamidgelelektrophorese,
- Untersuchung auf EPO-Aggregate mit TSK-HPLC,
- RP-HPLC auf EPO-Zersetzungsprodukte,
- Test auf Endotoxinverunreinigung (LAL-Test),
- Keimzahlbestimmung,
- Nachweis der Abwesenheit von humanpathogenen Viren, Mykoplasmen,
- Sialinsäuregehalt,
- BSA-ELISA,
- DNA-Restmenge.

Qualitätskontrolle von rhEPO. Bestimmung von Gehalt und Wirksamkeit jeder
einzelnen Charge
- Bestimmung des therapeutisch wirksamen Gehalts in vivo (polyzthämische Maus),
- Bestimmung der biologischen Aktivität ex vivo (Mausmilzzellen),
- Gehaltsbestimmung mittels Radioimmunoassay.

untermauert durch die Ergebnisse der Zellbankuntersuchungen sowie der Validierung der Virusabreicherung durch das Reinigungsverfahren [11, 21]. Auch mögliche DNA-Verunreinigungen werden mit großer Sorgfalt ausgeschlossen, da mit ihnen theoretisch die Gefahr des Einbringens onkogener (transformierender) DNA-Sequenzen in den Patienten verbunden wäre. Deshalb werden von den Zulassungsbehörden validierte Nachweismethoden für DNA-Verunreinigungen verlangt. Für einen solchen Nachweis wird DNA aus der Produktionszellinie isoliert und in radioaktiv markierter Form als Hybridisierungssonde eingesetzt. Die untere Nachweisgrenze dieses Verfahrens liegt $>0{,}1$ pg DNA/50 µg rhEPO und erfaßt somit alle DNA-Verunreinigungen größer als 0,02 ppm (s. Abb. 12). Von den Gesundheitsbehörden wird ein Grenzwert von maximal 100 pg DNA pro Dosis als sicher angesehen. Mit dem hier gezeigten Verfahren werden Verunreinigungen bis zu wesentlich niedrigeren Konzentrationen sicher erfaßt und ausgeschlossen.

Im letzten Teil der Qualitätskontrolle von rhEPO werden Gehalts- und Aktivitätsbestimmungen chargenweise durchgeführt (s. Übersicht). Mittels Immuno-

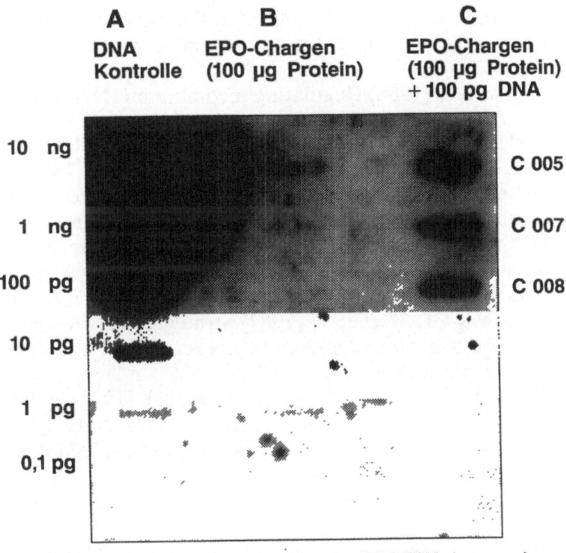

Abb. 12. Untersuchung von DNA-Verunreinigungen von rhEPO mittels Hybridisierungsassay („slot blot")

A Verdünnungsreihe von chromosomaler CHO-DNA (ng – pg)
B EPO-Chargen C 005, C 007, C 008 (je 100 µg Protein)
C EPO-Chargen C 005, C 007, C 008 (je 100 µg Protein, versetzt mit 100 pg chromosomaler CHO-DNA)

assay wird der Erythropoietingehalt bestimmt. Immunanalytische Verfahren können allerdings nicht zwischen aktiven und inaktiven Formen von Erythropoietin unterscheiden und liefern somit nur eine Aussage zum Gesamtgehalt [10].

Die spezifische Aktivität kann hingegen in einem Ansatz mit primären Mausmilzzellen bestimmt werden. Hierbei dient die durch Erythropoietin stimulierte Proliferation dieser Zellen als Maß für die Aktivität [13].

Da in einem solchen Ansatz aber auch nicht sialisiertes Erythropoietin aktiv ist, dient zur letztendlichen Aktivitätsbestimmung das In-vivo-Experiment mit der exhypoxischen polyzythämischen Maus. Hierbei wird die dosisabhängige Steigerung der Erythropoese als Maß für die biologische Aktivität von rhEPO herangezogen, die im Vergleich mit einem international festgelegten Standard ermittelt wird [10].

Somit steht am Ende ein Produkt, dessen Identität, Reinheit und Gehalt durch aufwendige Kontrollen – teilweise bereits während des Herstellungsvorgangs – gewährleistet sind. Die aufgezeigten Verfahren zur Herstellung und Kontrolle entsprechen den Auflagen der weltweit fast übereinstimmenden Richtlinien der Arzneimittelbehörde [3, 12, 16, 22, 25].

Literatur

1. Berthold W (1987) Validierung eines biologischen Herstellverfahrens (Vortrag anläßlich des Concept-Symp „Qualifizierung und Validierung bei der Herstellung flüssiger und halbfester Arzneiformen", Frankfurt am Main)

2. Carnot P, Deflandre C (1906) Sur l'activité hémopoiétique des différents organes au cours de la régénération du sang. Comptes rendus hebd. des Séances de l'Acad Sci Paris 143:432–435
3. Crouch ML (1988) Regulating recombinant DNA biologics. Arzneimittelforsch 38 (II): 947 Nr. 7
4. Erslev AJ (1953) Humoral regulation of red cell production. Blood 8:349–357
5. Eschbach JW, Egrie JC, Downing MR, Browne JK, Adamson JW (1987) Correction of the anemia of end-stage renal disease with recombinant human erythropoietin. Results of a combined phase I and II clinical trial. N Engl J Med 316:73–78
6. Hirth P, Wieczorek L, Scigalla P (1988) Molecular biology of erythropoietin. In: Koch KM, Kühn K, Nonnast-Daniel B, Scigalla P (eds) Treatment of renal anemia with recombinant human erythropoietin, vol 66. Karger, Basel (Contributions to Nephrology, pp 38–53)
7. Holloway CJ, Sterner W (1987) Strategien für die pharmakologisch-toxikologische Sicherheitsprüfung biotechnologisch hergestellter Arzneimittel aus der Sicht der Auftragsforschung, Biotechnologie 7 und 8
8. Jacobs K, Shoemaker C, Rudersdorf et al. (1985) Isolation and characterization of genomic and cDNA clones of human erythropoietin. Nature 313:806–810
9. Jacobson LO, Goldwasser E, Fried W, Plzak LF (1957) The role of the kidney in erythropoiesis. Nature 179:633–634
10. Kazal LA, Erslev AJ (1975) The measurement of erythropoietin. Ann Clin Lab Sci 5:91–97
11. Kohler E (1988) Validation of biotechnological processes (Vortrag anläßlich des Seminars EOQEC-Pharma Section: „Quality assurance in the manufacture of products derived from biotechnology", 1./2. 12. Frankfurt am Main)
12. Krüger D (1988) Qualitätsbeurteilung von Arzneimitteln mit gentechnologisch gewonnenen Wirkstoffen. Pharm Ind 6
13. Krystal G (1983) A simple microassay for erythropoietin based on ^{3}H-thymidine incorporation into spleen cells from phenylhydrazine treated mice. Exp Hematol 11:649–660
14. Lin FK, Suggs S, Lin et al. (1985) Cloning and expression of the human erythropoietin gene. Proc Natl Acad Sci USA 82:7580–7584
15. Miyake T, Kung CK-H, Goldwasser E (1977) Purification of human erythropoietin. J Biol Chem 252:5558–5564
16. van Noordwijk J (1988) Quality assurance of products manufactured by recombinant DNA technology, Arzneimittelforsch 38 (II):943 Nr. 7
17. Recny MA, Scoble HA, Kim Y (1987) Structural characterization of natural human urinary and recombinant DNA-derived erythropoietin – identification of des-arginine 166 erythropoietin. J Biol Chem 262:17156–17163
18. Reissmann KR (1950) Studies on the mechanism of erythropoietic stimulation in parabiotic rats during hypoxia. Blood 5:372–380
19. Rhyner K (1988) Erythropoietin – erstes hämatologisches Hormon in der klinischen Anwendung. Schweiz Med Wochenschr 188:375–380
20. Werner RG, Berthold W (1988) Purification of proteins produced by biotechnological process. Arzneimittelforsch 38 (I)/3:422–428
21. Werner RG, Langlouis-Gau H (1988) Meeting the regulatory requirements for pharmaceutical production of recombinant DNA derived products. Arzneimittelforsch 39 (I):108 Nr. 1
22. Werner RG, Langlouis-Gau H, Walz F, Allgaier H, Hoffmann H (1988) Validation of biotechnological production processes. Arzneimittelforsch 38 (I):855 Nr. 6
23. Winearls CG, Oliver DO, Pippard MJ, Reid C, Downing MR, Cotes PM (1986) Effect of human erythropoietin derived from recombinant DNA on the anemia of patients maintained by chronic haemodialysis. Lancet II:1175–1178
24. Winnacker E-L (1984) Gene und Klone. Eine Einführung in die Gentechnologie. Verlag Chemie, Weinheim
25. Witschi T (1988) Quality assurance of products manufactured by recombinant DNA technology. Arzneimittelforsch 38(I):592 Nr. 4

2. Pharmakokinetik von rhEPO nach einmaliger i.v.- und s.c.-Gabe

D. Kampf

Aus nephrologischer Sicht ist jede chronische intravenöse Arzneimittelapplikation außerhalb einer regulären Hämodialyse im Hinblick auf den zu erwartenden Gefäßverbrauch problematisch. Dies gilt nicht zuletzt für die jüngst etablierte intravenöse Therapie der renalen Anämie mit rekombinantem humanem Erythropoietin (rhEPO). Als Alternative bietet sich prinzipiell der subkutane Applikationsweg an, der durch die Gefäßschonung und die Möglichkeit der Selbstapplikation ausgezeichnet ist. Darüber hinaus könnte die subkutane rhEPO-Verabreichung in Analogie zur Insulintherapie aber auch pharmakokinetische Vorteile aufweisen. Dies setzt allerdings eine gute lokale rhEPO-Verträglichkeit und eine entsprechende Kinetik voraus. Beides sollte im Rahmen der vorliegenden Studie untersucht werden.

Methodik

Insgesamt 8 Patienten wurden in die Studie aufgenommen. Bislang sind die Daten von 5 Patienten mit praeterminaler Niereninsuffizienz vollständig ausgewertet und werden im folgenden dargestellt. Die demographischen Daten der Patienten sind in Tabelle 1 wiedergegeben. Die rhEPO-Kinetik wurde bei jedem Patienten im Sinne eines intraindividuellen Vergleichs sowohl nach i.v.- als auch s.c.-Gabe einer Einzeldosis von 100 U/kg Körpergewicht untersucht. Beide Applikationen wurden durch eine Wash-out-Phase von 5–7 Tagen voneinander getrennt. Die

Tabelle 1. Demographische Daten der 5 untersuchten Patienten; *KOF* Körperoberfläche

Patient	Geschlecht	Alter (Jahre)	Gewicht [kg]	KOF [m^2]	C$_{crea}$ [ml/min/1,73 m^2]
1	m	59	80	2,00	9,2
2	m	45	65	1,78	4,9
3	m	52	76	2,01	7,4
4	m	49	60	1,67	6,0
5	m	35	46	1,43	11,7
M		48	65	1,78	7,8
SEM		9	6	0,11	1,2
Median		49	65	1,78	7,4

i.v.-rhEPO-Gabe erfolgte nach üblicher Auflösung von je 1000 U in 1 ml sterilem Aqua dest. als Bolusinjektion über 1 min. Bei der s.c.-Gabe wurde nur die Hälfte der Lösungsmittelmenge verwandt und die in einer Spritze aufgezogene Gesamtdosis unverdünnt in 2 Bauchhautfalten injiziert. Unmittelbar vor und bis zu 72 h nach der rhEPO-Applikation wurden multiple Blutproben entnommen und das zentrifugierte Plasma bei $-20°C$ tiefgefroren. Die Erythropoietinkonzentrationen wurden von Dr. Eckardt vom Physiologischen Institut der Universität Zürich mit einem spezifischen Radioimmunoassay [3] bestimmt. Die Plasmakonzentrationen wurden jeweils um die endogene Erythropoietinkonzentration (C_0, s. Tabelle 2) vermindert und anschließend mit einem nichtlinearen pharmakokinetischen Computerprogramm [7] ausgewertet.

Ergebnisse

Die 2malige Gabe von 100 U/kg Körpergewicht rhEPO wurde von allen Patienten gut vertragen. Insbesondere wurden bei der s.c.-Applikation keine subjektiv oder objektiv erkennbaren lokalen Unverträglichkeiten beobachtet.

Die endogenen Erythropoietinkonzentrationen vor der rhEPO-Gabe lagen bei 3 Patienten im Normbereich (10–25 U/l), 2 Patienten wiesen mit 27 bzw. 28 U/l geringfügig erhöhte Werte auf. Nach der i.v.-rhEPO-Applikation zeigten alle Plasmakonzentrations-Zeit-Kurven in der semilogarithmischen Darstellung einen biexponentiellen Verlauf. Die von den Einzelkurven abgeleiteten wichtigsten kinetischen Daten sind in Tabelle 2 aufgeführt. Es konnten eine mittlere terminale Halbwertszeit $t_{1/2\beta}$ von 9,3 Stunden und ein scheinbares Verteilungsvolumen im „steady state" V_{dss} von 5,5 l ermittelt werden. Die Fläche unter der Plasmakonzentrations-Zeit-Kurve $AUC^{0-\infty}$ betrug 10 912 U $\cdot$ h $\cdot$ l^{-1} und die Clearance totalis 10,3 ml/min/1,73 m^2.

Im Gegensatz zu der i.v.-Gabe wiesen die Plasmakonzentrations-Zeit-Kurven nach der s.c.-rhEPO-Applikation wesentlich größere interindividuelle Unter-

Tabelle 2. Pharmakokinetische Daten von rekombinantem humanem Erythropoietin (rhEPO) nach intravenöser bzw. subkutaner Gabe von 100 U/kg Körpergewicht (Mittelwerte, SEM, Median; n = 5)

	Intravenös			Subkutan		
	M	SEM	Median	M	SEM	Median
C_0 [U/l]	26,6	4,2	24,0	23,6	2,3	25,0
$t_{1/2a}$ [h]	–	–	–	6,6	3,4	2,7
C_{max} [U/l]	1581	185	1472	120	40,6	80,2
t_{max} [h]	–	–	–	12,2	4,2	9,5
$t_{1/2\alpha}$ [h]	3,9	1,8	4,7	–	–	–
$t_{1/2\beta}$ [h]	9,3	2,5	7,9	40,1	23,3	18,7
$AUC^{0-\infty}$ [U $\cdot$ h $\cdot$ l^{-1}]	10 912	1295	11 724	5904	1177	5222
Bioverfügbarkeit [%]	–	–	–	60,2	16,1	44,5
MRT [h]	9,6	1,1	9,7	34,9	1,9	33,4
V_{dss} [l]	5,5	0,6	5,3	–	–	–
C_{tot} [ml/min/1,73 m^2]	10,3	1,5	9,8	–	–	–

schiede auf. Diese betrafen v.a. die Anstiegsgeschwindigkeit und die maximalen Konzentrationen, weniger den Bereich des Plateaus bzw. die Eliminationsphase. Die maximale Erythropoietinkonzentration C_{max} wurde erst nach 12,2 Stunden erreicht und betrug im Mittel 120 U/l, d.h. nur 7,6% derjenigen nach i.v.-Gabe. Auch die Fläche unter der Plasmakonzentrations-Zeit-Kurve lag mit 5904 $U \cdot h \cdot l^{-1}$ deutlich unter der nach i.v.-Applikation. Dementsprechend errechnete sich für die Bioverfügbarkeit ein Mittelwert von 60,2% bzw. ein Median von 44,5% (s. Tabelle 2).

Diskussion

Die erhobenen kinetischen Daten für rhEPO nach i.v.-Gabe stimmen mit den überwiegend bei Hämodialysepatienten ermittelten Befunden überein. Dies betrifft sowohl die mittlere terminale Halbwertszeit von 9 h [4, 6, 8], als auch das Verteilungsvolumen von etwa dem 1,5- bis 2fachen des Plasmavolumens [6]. Weitere Angaben zum Vergleich der in der Tabelle 2 aufgeführten kinetischen Daten liegen zur Zeit nicht vor.

Das Verteilungsvolumen von 5,5 l belegt, daß sich rhEPO über das Plasma hinaus verteilt. Dennoch erscheint die Halbwertszeit der Initialphase ($t_{1/2\alpha}$), die in der Regel Ausdruck der verschiedenen Verteilungsvorgänge ist, bezogen auf die absolute Volumengröße mit 4 h vergleichsweise lang (s. Tabelle 2). Inwieweit hieran ein langsamer Abstrom ins Knochenmark sowie eine Bindung an die Erythropoietinrezeptoren der Proerythroblasten beteiligt sind, ist unklar.

Die Nierenfunktion selbst hat offensichtlich keinen wesentlichen Einfluß auf die rhEPO-Disposition, zumindest entspricht die protrahierte Elimination mit einer terminalen Halbwertszeit um 9 h derjenigen bei Nierengesunden [6]. Die rhEPO-Gesamtkörperclearance (C_{tot}) beträgt lediglich 10 ml/min, mit einer Kumulation ist jedoch bei der i.v.-Gabe und einem Dosierungsintervall von 48 Stunden nicht zu rechnen.

Bei der s.c.-rhEPO-Applikation bestehen bezogen auf die Anstiegsgeschwindigkeit ($t_{1/2a}$), die maximale Plasmakonzentration (C_{max}) sowie die Fläche unter der Kurve ($AUC^{0-\infty}$) erhebliche interindividuelle Abweichungen (s. Tabelle 2), die am ehesten auf ein unterschiedliches Absorptionsverhalten zurückzuführen sind. Betrachtet man die Streuung der $t_{1/2\alpha}$, so ist aber nicht auszuschließen, daß hieran auch eine variable Abströmgeschwindigkeit von rhEPO aus dem Plasma beteiligt ist. Insgesamt liegen die Maximalkonzentrationen und die Flächen unter der Kurve erheblich niedriger als nach der i.v.-rhEPO-Applikation. Folglich beträgt die errechnete Bioverfügbarkeit nach s.c.-rhEPO-Gabe nur 44,5% (Median, s. Tabelle 2).

AUC und Bioverfügbarkeit lassen auf den ersten Blick vermuten, daß die subkutane rhEPO-Applikation mit einem geringeren therapeutischen Effekt als die intravenöse verbunden ist. Tatsächlich zeigen jedoch jüngste klinische Beobachtungen, daß in der Erhaltungstherapie die rhEPO-Dosis bei s.c.-Gabe nicht erhöht, sondern ganz im Gegenteil reduziert werden kann [2]. Diese widersprüchlich erscheinenden kinetischen und klinischen Befunde sind vermutlich durch den unterschiedlichen Plasmakonzentrationsverlauf zu erklären. Zwar werden bei der

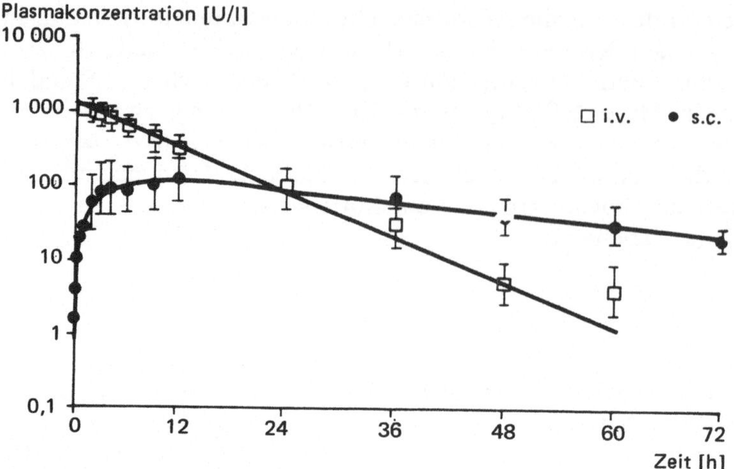

Abb. 1. rhEPO-Mittelwertskurven nach i.v.- bzw. s.c.-Gabe von 100 U/kg Körpergewicht (Mittelwerte ± SD, n = 5)

i.v.-rhEPO-Applikation initial infolge der Bolusinjektion sehr hohe Plasmakonzentrationen erzielt, diese fallen jedoch innerhalb von 48 h unter die endogenen Erythropoietinausgangswerte ab (Abb. 1). Demgegenüber bleiben, infolge der protrahierten Resorption und Elimination, die wesentlich niedrigeren Plasmakonzentrationen bei der s.c.-rhEPO-Gabe über lange Zeit erhalten. Infolgedessen liegen die Plasmakonzentrationen für den gesamten Beobachtungszeitraum ab der 24. Stunde höher als nach der i.v.-rhEPO-Applikation (Abb. 1). Dies kommt auch in der mittleren Verweilzeit im Gesamtorganismus MRT zum Ausdruck, die nach der subkutanen Gabe nahezu 4mal so lang ist wie nach der intravenösen (s. Tabelle 2).

Darüber hinaus muß berücksichtigt werden, daß die kinetischen Daten nur für eine Einmaldosierung gelten. Ausgehend von der terminalen Halbwertszeit und der Fläche unter der Kurve ist bei multiplen s.c.-Applikationen mit einer Kumulation und einer höheren Plateaubildung zu rechnen. Das Ausmaß der zu erwartenden Kumulation ist jedoch bei den bisher vorliegenden kinetischen Daten nur schwer abzuschätzen, da unter der Dauertherapie auch eine Änderung der rhEPO-Disposition beobachtet wurde [4, 8]. Hier stehen noch Untersuchungen zur rhEPO-Kinetik nach multipler Dosierung aus.

Für die Annahme, daß die protrahierte Resorption sowie Elimination und die daraus resultierenden lang anhaltenden, niedrigen Plasmakonzentrationen nach s.c.-rhEPO-Gabe therapeutisch relevant sind, sprechen 2 weitere Beobachtungen. So konnte in einer klinischen Studie gezeigt werden, daß die therapeutische Effektivität einer bestimmten i.v.-rhEPO-Dosis pro Woche bei Erhöhung der Applikationsfrequenz zunimmt [1]. Zum anderen bedarf es in vitro für eine halbmaximale Antwort nur geringer Erythropoietinkonzentrationen (um 0,06 nmol/l) bzw. der Besetzung von nur wenigen (<10?) der 600−700 Erythropoietinrezeptoren pro erythroider Zelle [5]. Letztlich fehlen aber für eine endgültige Beantwortung dieser Frage Daten über die Plasmakonzentrations-Wirk- Beziehungen von Erythropoietin. Insofern können vom kinetischen Standpunkt aus noch keine Aussagen über die optimale Dosierung oder den günstigsten Applikationsweg gemacht werden. Hierfür sind weitere Untersuchungen zur Konzentrations-Wirkung-Beziehung selbst oder aber klinische Dosistitrations-Studien nötig.

Literatur

1. Bommer J, Kugel M, Schoeppe W, Brunkhorst R, Samtleben W, Bramsiepe P, Scigalla P (1988) Dose-related effects of recombinant human erythropoietin on erythropoiesis. Contrib Nephrol 66:85−93
2. Bommer J, Ritz E, Weinreich T, Bommer G, Ziegler T (1988) Subcutaneous erythropoietin. Lancet II:406
3. Eckardt KU, Hirth P, Scigalla P, Wieczorek L, Bauer C (1988) Evaluation of the stability of human erythropoietin in samples for radioimmunoassay. Klin Wochenschr 66:241−245
4. Egrie JC, Eschbach JW, McGuire T, Adamson JW (1988) Pharmacokinetics of recombinant human erythropoietin (rhEPO) administered to hemodialysis (HD) patients. Kidney Int 33:262
5. Goldwasser E (1984) Erythropoietin and its mode of action. Blood Cells 10:147−162
6. Kindler J, Bauer C, Eckardt KU et al. (1988) Single-dose pharmacokinetics of recombinant human erythropoietin in patients with various degrees of renal failure. Nephrol Dial Transplant 3:497
7. Metzler CM, Weiner DL (1986) PCNONLIN and NONLIN84: software for the statistical analysis of nonlinear models. Am Statistican 40:52
8. Muirhead N, Keown PA, Slaughter D et al. (1988) Recombinant human erythropoietin in the human anaemia of chronic renal failure: a pharmacokinetic study. Nephrol Dial Transplant 3:499

3. Erste Erfahrungen bei der Behandlung terminal niereninsuffizienter Kinder mit rhEPO

K. Zoellner*, G. Schmidt*, S. Devaux*, P. Scigalla**, L. Wieczorek**

Zu den Leitsymptomen der chronischen Niereninsuffizienz gehört die Anämie. Sie ist im Kindesalter stärker als im Erwachsenenalter ausgeprägt [4]. Der Mangel an Sauerstoffträgern im Blut reduziert erheblich die Lebensqualität und die physische Leistungsfähigkeit der jungen Patienten [7]. Die in dieser Situation häufig indizierten Bluttransfusionen führen zu Nebenwirkungen, wie der Entwicklung von zytotoxischen Antikörpern, Hämosiderose oder zum Auftreten von Infektionen [5]. Die Entwicklung von zytotoxischen Antikörpern setzt die Erfolgsaussichten von Nierentransplantationen deutlich herab. Die Gefahren von Non-A-, Non-B-Hepatitis- oder Aids-Übertragung läßt sich nicht völlig ausschließen. Folgen der schweren Hämosiderose sind die bekannten Schädigungen wie die der Leber, des Herzmuskels, der endokrinen Drüsen oder des zentralen Nervensystems [1, 6].

Typisch für die chronische Niereninsuffizienz im Kindesalter ist auch die Ausbildung eines renalen Minderwuchses [3]. Die Pathogenese des renalen Minderwuchses ist unklar, sicher jedoch Ergebnis eines multifaktoriellen Geschehens, wobei die Wertigkeit der einzelnen Faktoren individuell unterschiedlich ist [2]. Die renale Anämie wird als einer der Faktoren diskutiert, der für den renalen Minderwuchs mit verantwortlich ist.

Die in jüngster Zeit entwickelte Möglichkeit, Patienten mit renaler Anämie mit rhEPO zu behandeln, ist für die Kindernephrologen von höchstem Interesse. Die rhEPO-Therapie könnte zu einer Reduktion der Anämie mit allen ihren Auswirkungen auf den kindlichen Organismus — evtl. auch auf das Wachstum — führen, ohne die verhängnisvollen Folgen häufiger Transfusionen in Kauf nehmen zu müssen.

Zur Prüfung dieses neuen therapeutischen Weges wurde im Januar 1988 eine europäische multizentrische Studie begonnen. Ziel dieser Studie ist es, den Einfluß der rhEPO-Therapie auf die Transfusionsbedürftigkeit terminal niereninsuffizienter Kinder sowie auf das Körperwachstum zu untersuchen. Bis zum gegenwärtigen Zeitpunkt waren 112 Kinder aus 6 Ländern in die Studie einbezogen. Es sind dies in der Bundesrepublik Deutschland die Kinder aus den nephrologischen Zentren Hamburg (n = 2), Hannover (n = 10), Münster (n = 3), Moers (n = 1),

* Kinderklinik (Charité) der Humboldt-Universität Berlin, DDR.
** Boehringer Mannheim GmbH, Produktentwicklung Therapeutika, BRD.

Essen (n = 9), Köln (n = 6), Frankfurt (n = 1), Heidelberg (n = 1) und Marburg (n = 4). In der DDR werden 10 Kinder in der Charité Berlin behandelt. Weiter in die Studie einbezogen sind 11 Kinder in Belgien, 37 Kinder in Frankreich, 5 Kinder in der Schweiz und 10 Kinder in den Niederlanden.

In diesem Bericht werden die ersten Ergebnisse berichtet, die bei den 10 Kindern in der Charité Kinderklinik bisher erreicht wurden.

Das Studienprotokoll weist 3 Perioden auf:

1. Eine Periode vor rhEPO-Applikation,
2. eine Periode, in der der Hkt angehoben wird auf den Zielhämatokrit von 30−35 Vol.-% (Korrekturperiode) und
3. eine Periode, in der der Hkt auf dem angehobenen Niveau (30−35 Vol.-%) bleiben soll (Erhaltungsperiode).

Als Einschlußkriterien für die Studie wurden gefordert, daß es sich um terminal niereninsuffiziente Kinder im Alter unter 18 Jahren handelt, die sich länger als 6 Monate im chronischen Hämodialyseprogramm befinden, daß eine renale Anämie vorliegt, daß mindestens 3 Transfusionseinheiten pro Halbjahr verabreicht waren und/oder der Serumferritinspiegel über 700 ng/ml lag. Ausschlußkriterien waren u.a. eine Allergie gegenüber rekombinantem humanem Erythropoietin, ein schwer kontrollierbarer Hypertonus oder zusätzliche Erkrankungen, wie Malignome oder Diabetes mellitus.

Tabelle 1 gibt Auskunft über das Geschlecht, das Alter und die Grunderkrankung der Patienten, die Anzahl der verabreichten Transfusionen und die Dialysedauer vor Studienbeginn. Der Ausgangs-Hkt lag in allen Fällen unter 20 Vol.-%. Alle 10 Patienten wiesen eine normochrome hyporegeneratorische Anämie auf. Eisen-, Vitamin-B_{12}- und/oder Folsäuremangel lag nicht vor.

Tabelle 1. Demographische Daten der in die Studie einbezogenen Kinder (*G* Geschlecht; *T* Anzahl der Transfusionen im Jahr vor Studienbeginn)

Patient	G	Alter	T	Dialysedauer vor Eintritt in die Studie (Monate)	Grunderkrankung(en)
1	w	16	4	27	Refluxnephropathie
2	w	11	10	7	Nierenhypoplasie beidseitig, vesikourethraler Reflux 1 links
3	m	14	17	73	Nierenversagen bei postoperativer Nierenvenenthrombose
4	m	12	4	77	Primär hypoplastische Nieren, tubulointerstitielle Nephritis der Basalantikörper
5	m	12	13	37	Chronische Niereninsuffizienz auf der Basis einer familiären juvenilen Nehpronophthise
6	m	9	3	25	Primär hypoplastische Nieren beidseitig
8	w	17	8	7	Nephrotisches Syndrom auf der Basis einer proliferativsklerosierenden Glomerulonephritis
9	m	11	17	45	Primär hypoplastische Nieren beidseitig
10	m	12	10	15	Chronische Pyelonephritis auf der Basis einer neurogenen Blasenentleerungsstörung
11	w	16	3	22	Glomerulonephritis

Hämatologische Ausgangswerte der in die Studie einbezogenen Kinder
(Zahlen in Klammern = „range")

Zahl der Patienten	10
Alter der Patienten	12
(Jahre)	(9−17)
Hämatokrit	19,0
[%]	(14−26)
MCHC	34,47
[g/dl]	(31,27−40,63)
Korrigierte Retikulozyten	1,87
[%]	(0,31−8,31)

Nach i.v.-Applikation von 3mal 100 U rhEPO/kg Körpergewicht und Woche wurde ein Anstieg der Retikulozyten, und zeitlich etwas verschoben, ein Anstieg des Hämatokritwertes der Kinder beobachtet.

Jede Stimulation der Erythropoese ist mit einer Mobilisierung des Depoteisens verbunden. Dies wird besonders deutlich am Verlauf der Serumferritinspiegel (Abb. 1). Bei Betrachtung der individuellen Kurvenverläufe läßt sich feststellen, daß bei 3 Kindern sehr hohe Ferritinspiegel vorlagen. Hier wurde in 2 Fällen histologisch eine Hämosiderose in der Leber nachgewiesen. 3 Kinder hatten mäßig hohe Eisendepots, ihre Ferritinspiegel sanken unter der Erythropoietintherapie ab. Die übrigen 4 Kinder wiesen durchweg niedrige Ferritinspiegel auf. Ihnen mußte zusätzlich Eisen oral und/oder intravenös verabreicht werden.

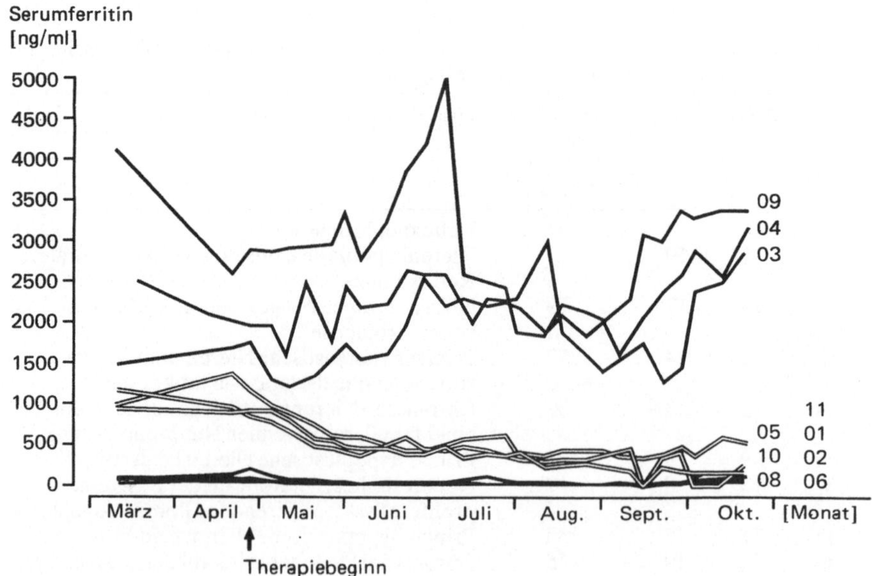

Abb. 1. Serumferritinspiegelverläufe bei terminal niereninsuffizienten Kindern unter rhEPO-Therapie

Die Kindern erhielten in der Korrekturphase 3mal 100 U/kg Körpergewicht und Woche und in der Erhaltungsphase im Durchschnitt 3 mal 40 U/kg Körpergewicht und Woche. Bei allen Kindern konnte mit dieser Dosierung die renale Anämie kompensiert werden. Hervorzuheben ist aber eine hohe Individualität der Ansprechbarkeit des urämischen Knochenmarks auf rhEPO sowohl in der Korrektur- als auch in der Langzeitperiode. Dieses Phänomen erfordert nach unserer Auffassung eine engmaschige Betreuung entsprechend behandelter Kindern durch erfahrene Kindernephrologen.

Aufgrund der uns heute vorliegenden Erfahrungen — auch aus anderen Studien — halten wir eine Anfangsdosierung von 3mal 100 U/kg und Woche für zu hoch. Es konnte nämlich nachgewiesen werden, daß, weniger zwischen der Dosis als vielmehr zwischen dem Hkt-Anstieg pro Woche und der Entwicklung einer Hypertension (s. auch unten) eine signifikante Beziehung besteht. Es ist deshalb als Ergänzung zu dem Prüfplan vereinbart, alle Kindern, die jetzt noch in die Studie aufgenommen werden sollen, primär mit 3mal 40 U/kg Körpergewicht und Woche zu behandeln und nur bei nicht oder geringem Ansprechen des Knochenmarks die Dosis zu erhöhen.

Zusammenfassend läßt sich sagen, daß alle 10 Kinder auf die rhEPO-Therapie mit einer positiven Beeinflussung der Anämie reagierten. Das subjektive Wohlbefinden besserte sich deutlich, Transfusionen waren bei keinem Kind mehr erforderlich. Um die Veränderungen der physischen Leistungsfähigkeit zu objektivieren, wurden bei unseren Patienten ergometrische Untersuchungen vor und nach Korrektur der renalen Anämie durchgeführt. In Abb. 2 sind die Einzel- und Mittelwerte der erreichten maximalen Ergostasewerte dargestellt. Man erkennt, daß es nach Korrektur der renalen Anämie zu einer deutlichen Steigerung der körperlichen Leistungsfähigkeit der Kinder kommt.

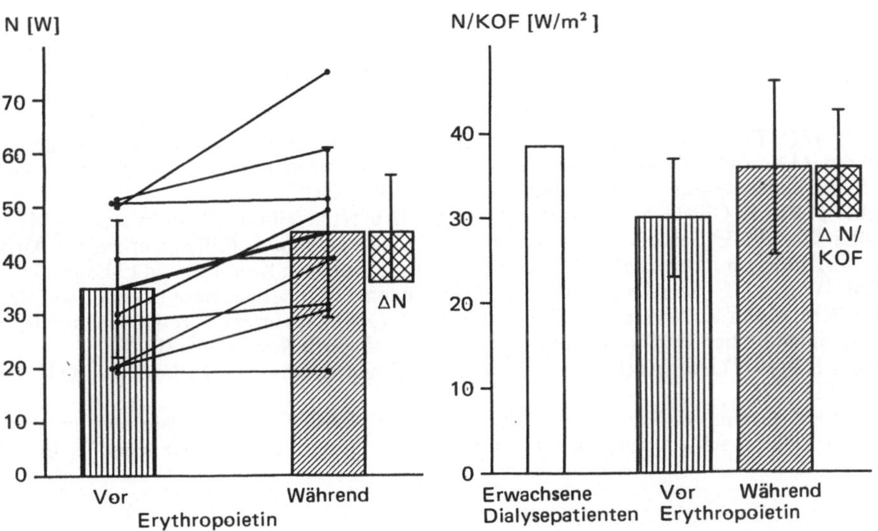

Abb. 2. Körperliche Leistungsfähigkeit vor und nach Korrektur der renalen Anämie (n = 9)

80   K. Zoellner et al.

Die rhEPO-Therapie wurde von den Kindern sehr gut vertragen. Unter der rhEPO-Therapie blieb das Blutdruckverhalten bei allen 10 Kindern unverändert. Bei keinem der Kinder mußte während oder nach der Korrektur der renalen Anämie eine antihypertensive Therapie begonnen werden. Diese Ergebnisse verallgemeinern zu wollen, ist allerdings noch zu früh. Aus dem bisherigen Verlauf der Multicenterstudie ist aus anderen Zentren bekannt, daß auch bei Kindern hypertensive Krisen unter der rhEPO-Therapie möglich sind. Weitergehende Aussagen zu dieser Thematik werden deshalb erst bei Auswertung der Gesamtstudie möglich sein.

Bei einem der Kinder wurde 2mal eine Shuntthrombosierung beobachtet. Bei diesem Kind lag allerdings ein Risikoshunt vor, der bereits vor Beginn der rhEPO-Therapie einmal verschlossen war. Eine Rekanalisation war jeweils möglich.

Die Thrombozytenwerte erhöhten sich bei den Kindern nicht; ebenfalls wurden keine Hyperkaliämien oder Hyperphosphatämien beobachtet. Die lokale und allgemeine Verträglichkeit des rhEPO war sehr gut.

Zusammenfassung

Bei allen 10 terminal niereninsuffizienten polytransfundierten Kindern konnte die schwere Anämie korrigiert werden. Bei allen 10 Patienten wurde die Transfusionsbedürftigkeit beseitigt. Bei 4 der 10 Kinder, die primär niedrige Ferritinspiegel hatten, mußte Eisen substituiert werden, per os bzw. intravenös. Die teilweise extrem hohen Ferritinwerte der anderen Kinder mit z. T. histologisch nachgewiesener Hämosiderose fielen nur langsam ab. Die rhEPO-Therapie führte zu einem deutlich verbesserten allgemeinen Wohlbefinden und einer ergometrisch nachgewiesenen Steigerung der körperlichen Leistungsfähigkeit der Kinder. Bis auf eine Shuntthrombose bei einer Risikofistel wurde die Therapie nicht von anderen Nebenwirkungen begleitet.

Literatur

1. Crosby H (1977) Hemochromatose: the clinical problems. Semin Hematol 14:135−142
2. Holiday MA (1982) Growth retardation in children with renal disease. In: Edelman (ed) Pediatric kidney disease. Little Brown, Boston, pp 331−341
3. Mehls O, Ritz E, Gilli G, Kreusser W (1978) Growth in renal failure. Nephron 21:237−247
4. Müller-Wiefel DE, Schärer K, Ullmer HE, Gilli G, Stegemann D (1976) Verlauf der Anämie bei Kindern mit chronischer Niereninsuffizienz. Monatschr Kinderheilkd 124:323−325
5. Müller-Wiefel DE, Scigalla P (1988) Specific problems of renal anaemia in childhood. In: Koch KM, Kühn K, Nonnast-Daniel B, Scigalla P (eds) Treatment of renal anaemia with recombinant human Erythropoietin. Karger, Basel. Contrib Nephrol 66:71−84
6. Obrain RT (1977) Iron overload: clinical and pathologic aspects in pediatrics. Semin Hematol 14:115−125
7. Ullmer HE, Greiner H, Schüler HW, Schärer K (1978) Cardiovascular impairment and physical working capacity in children with chronic renal failure. Acta Paediatr Scand 76:43−49

4. Nebenwirkungen der Therapie der renalen Anämie mit rekombinantem humanem Erythropoietin

P. Scigalla, D. Messinger, B. Ehmer, E. M. Woll, L. Wieczorek
Boehringer Mannheim GmbH, Produktentwicklung Therapeutika

Das von Genetics Institute (Cambridge, Massachusetts) und Boehringer Mannheim GmbH gemeinsam entwickelte humane Erythropoietin (rhEPO) wird seit März 1987 als Therapeutikum für die renale Anämie bei Hämodialysepatienten eingesetzt. Die ersten beiden durchgeführten klinischen Studien waren

1) eine multizentrische kontrollierte Studie zum Nachweis der Stimulierbarkeit der Erythropoese, zur Dosisfindung und zum Langzeiteinsatz des rhEPO und
2) eine monozentrische Studie, in der die Auswirkungen des rhEPO auf den Eiweiß- und Erythrozytenstoffwechsel untersucht werden sollten.

In beide Studien wurden insgesamt 109 Patienten einbezogen (vgl. folgende Übersicht). Das Alter der Patienten betrug im Median 51 Jahre. Die mittlere Dialysedauer bis zum Eintritt in die Studie lag bei 59 Monaten.

Zahl der Patienten	109
Alter der Patienten	51
(Jahre)	(Bereich: 21−74)
Dauer der Hämodialysebehandlung	59
(Monate)	(Bereich: 6−18,4)
Hämatokrit	22,3
[%]	(16−28)
MCHC	32,9
[g/dl]	(30,9−34,2)
Korrigierte Retikulozyten	0,71
[%]	(0,2−2,6)

Alle Patienten hatten eine normochrome hypoproliferative Anämie. Die Patienten erhielten initial Erythropoietin in einer Dosierung von 3 mal 40−120 U/kg und Woche. Wenn der Zielhämatokrit von 30−35 Vol.-% erreicht war, wurde die EPO-Dosis reduziert und entsprechend der Hämatokritbewegung individuell auf die Erhaltungsdosis eingestellt. Die rhEPO-Erhaltungsdosis betrug nach 14 Monaten Langzeittherapie im Median etwa 3 mal 30 U/kg und Woche.

50% der Patienten hatten eine glomeruläre Erkrankung, 42% eine nonglomeruläre Erkrankung; bei 8% der Patienten war die renale Grunderkrankung unbekannt.

Alle Patienten reagierten, wenn auch in unterschiedlichem Maß, auf rhEPO [3, 7]. Es kam zu einem dosisabhängigen Hämatokritanstieg (Abb. 1). Mit der

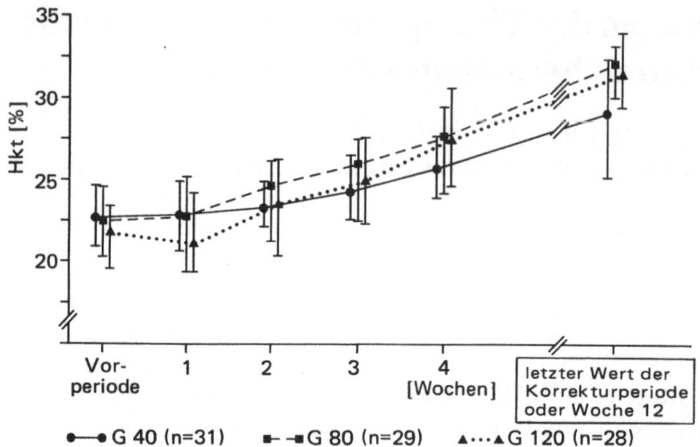

Abb. 1. Hämatokritverlauf unter rhEPO-Therapie. Die Patienten zeigten einen dosisabhängigen Hämatokritanstieg (G 40 = 3 · 40 U rhEPO/kg KG; G 80 = 3 · 80 U rhEPO/kg KG; G 120 = 3 · 120 U rhEPO/kg KG)

Korrektur der renalen Anämie wurde die körperliche Leistungsfähigkeit und das Wohlbefinden deutlich verbessert [1, 6, 9].

Die Beurteilung der Wirksamkeit und der Vorzüge einer Therapie sind die eine Seite, die bei der klinischen Entwicklung eines Präparats, so auch bei dem rhEPO, vorgenommen werden muß. Die andere Seite ist die Beurteilung der Sicherheit eines Präparats auf der Grundlage der Erfassung der Nebenwirkungen, bzw. besser, der unerwünschten Begleiterscheinungen (UBE).

Unerwünschte Begleiterscheinungen sind alle unerwünschten schädigenden und pathologischen Veränderungen, die bei einem Patienten oder Probanden beobachtet werden und in zeitlichem Zusammenhang mit der Einnahme einer Substanz auftreten, unabhängig davon, ob sie als substanzverursacht angesehen werden. Diese Veränderungen können sich durch Symptome und/oder Veränderungen von Laborwerten bemerkbar machen.

Alle 109 in die beiden Studien einbezogenen Patienten wurden hinsichtlich Sicherheit ausgewertet. Die Auswertung war und ist problematisch, weil 1) die Patienten in offene Studien ohne Kontrollgruppen einbezogen wurden und 2) die terminal niereninsuffizienten Patienten polymorbide Patienten sind, bei denen viele Organe in Funktion und/oder Struktur gestört sind. Andererseits war es aber auch nicht möglich, die Patienten über längere Zeit in eine Einfach- oder Doppelblindstudie einzubeziehen, weil in der Regel nach spätestens 4 Wochen die Patienten (und das medizinische Personal) anhand des Hämatokritanstiegs wissen würden, welcher Patient rhEPO erhalten hat bzw. wer nicht. Um dennoch eine optimale Bewertung hinsichtlich Sicherheit vornehmen zu können, wurden die Einzelverläufe der Patienten und damit auch alle unerwünschten Begleiterscheinungen zusammen mit dem Prüfarzt analysiert − unter Berücksichtigung der Eigen- und jetzigen Anamnese − bewertet.

Aus den beiden Studien sind im Verlauf der ersten 9 Monate rhEPO-Therapie insgesamt 26 Patienten ausgeschieden. Gründe für das Ausscheiden waren 12mal

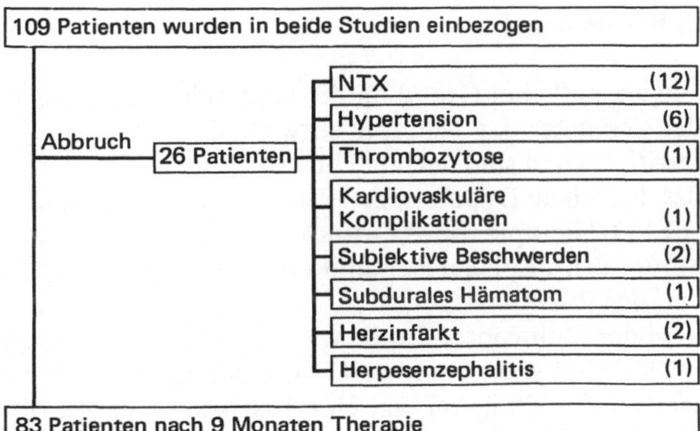

Abb. 2. Flußdiagramm mit Gründen für den Abbruch der rhEPO-Therapie (*NTX* Nierentransplantation)

Nierentransplantation und 14mal unerwünschte Begleiterscheinungen (Hypertension (n = 6), Thrombozytose (n = 1), subjektive Beschwerden (n = 2), Entwicklung eines subduralen Hämatoms (n = 1), kardiovaskuläre Komplikationen (n = 1), Herpesenzephalitis (n = 1), Herzinfarkt (n = 2) (Abb. 2).

Einen Zusammenhang zwischen dem Auftreten der hypertensiven Krisen, der Thrombozytose, der kardiovaskulären Komplikationen bzw. der subjektiven Beschwerden (migräneähnliche Kopfschmerzen) unter rhEPO-Therapie wurde als möglich bzw. wahrscheinlich betrachtet. Zwischen dem Auftreten des subduralen Hämatoms (10 Tage nach Therapiebeginn), der Herzinfarkte bei 2 Patienten bzw. der Herpesenzephalitis unter rhEPO-Therapie war ein Zusammenhang als unwahrscheinlich angesehen.

Neben diesen UBE, die Gründe für den Abbruch der Studie waren, zeigte die Auswertung der Daten von 109 Patienten, daß die Therapie der renalen Anämie mit rhEPO außerdem folgende UBE zeigte:

1. Hypertension,
2. funktioneller Eisenmangel,
3. Anstieg des Serumphosphatspiegels,
4. Anstieg des Serumkaliumspiegels,
5. Anstieg von Kreatinin und Harnstoff,
6. Anstieg der Thrombozytenwerte,
7. Shuntthrombosen,
8. Clottingprobleme im extrakorporalen System,
9. subjektive Beschwerden.

1) Hypertension

Auf die Entwicklung einer Hypertonie bzw. ihrer Aggravierung unter rhEPO-Therapie bei Hämodialysepatienten wird in einem gesonderten Beitrag ausführlich eingegangen (s. Beitrag Frei).

2) Eisenmangel

Ein wesentlicher Grund für die verminderte Ansprechbarkeit auf das rhEPO war der sich unter der Therapie entwickelnde funktionelle Eisenmangel. Die Serumferritinspiegel sind auch bei den Dialysepatienten ein gutes Maß für den Bestand des löslichen Depoteisens. Ein Abfall des Serumferritinspiegels während der rhEPO-Therapie ist Ausdruck für die Mobilisation des Speichereisens. Der Serumferritinspiegel ist damit ein sehr empfindlicher Indikator für die Wirksamkeit des rhEPO.

In der Multicenter-Studie war bei all den Patienten, deren Serumferritinspiegel <100 ng/ml war sowie bei 41 von 54 Patienten, deren Serumferritinspiegel zwischen 100–600 ng/ml lag, eine Eisensubstitution, oftmals auch intravenös, notwendig (Abb. 3). In der monozentrischen Studie war ebenfalls bis auf einen Patienten, der eine Hämosiderose und eine Eisenüberladung hatte, bei allen anderen 14 Patienten eine Eisensubstitution notwendig.

Hinweise auf den Eisensog in das Knochenmark und die Entwicklung eines latenten Eisenmangels gaben auch die Verläufe der Serumeisenwerte und der errechneten latenten Eisenbindungskapazität (Transferrinsättigung).

Als Schlußfolgerung für die Praxis ergibt sich: Liegen die Serumferritinspiegel <150 ng/ml, sollte mit Beginn der rhEPO-Therapie auch eine Eisensubstitution erfolgen. Es kann so dieser Nebeneffekt meist verhindert werden.

3) Serumphosphatspiegel

Unter der rhEPO-Therapie zeigt der Serumphosphatspiegel einen leichten Anstieg von 1,7 auf 2,1 mmol/l, und erreicht in der Langzeitphase dann wieder den Ausgangswert (Abb. 4). Zu berücksichtigen ist aber bei der Beurteilung des Verlaufs der Serumphosphatspiegel die Einnahme der Phosphatbinder. Bei 30 der 109 Patienten mußte die Therapie mit Phosphatbindern erhöht werden.

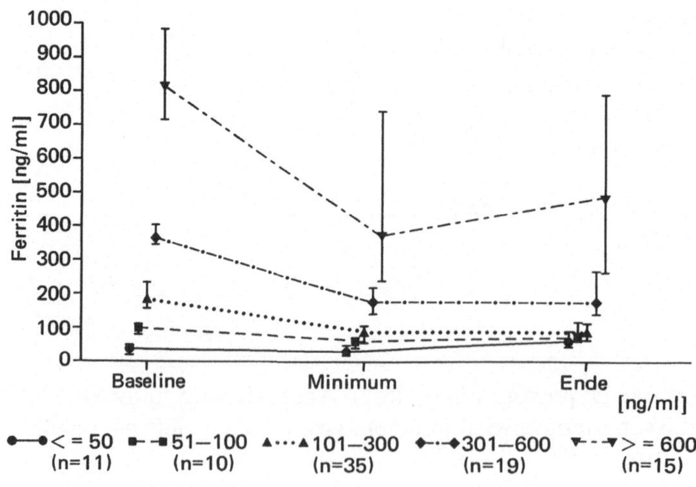

Abb. 3. Serumferritinspiegelverlauf unter rhEPO-Therapie während der Korrekturperiode

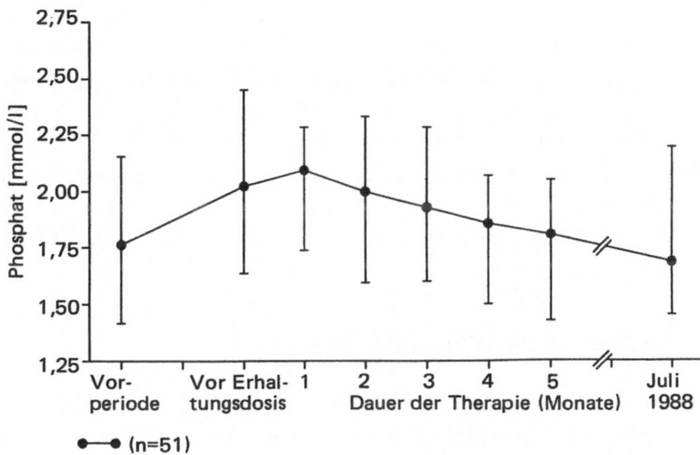

Abb. 4. Verlauf der Serumphosphatspiegel unter rhEPO-Therapie

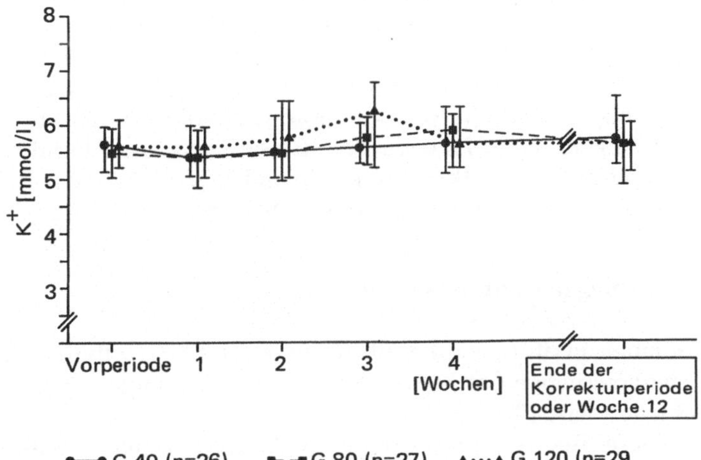

Abb. 5. Verlauf der Serumkaliumspiegel unter rhEPO-Therapie (G 40 = 3 · 40 U rhEPO/kg KG; G 80 = 3 · 80 U rhEPO/kg KG)

Als Schlußfolgerung für die Praxis ergibt sich: Die Serumphosphatspiegel können mit der rhEPO-Therapie ansteigen und sollten deshalb v.a. in den ersten Monaten, regelmäßig kontrolliert werden. Durch Erhöhung der Phosphatbinderdosierung können diese Veränderungen sehr leicht kupiert werden.

4) Serumkaliumspiegel

Obgleich Eschbach zunächst in seiner ersten Pilotstudie eine Erhöhung des Kaliumspiegels bei einigen Patienten beobachtete (1 Patient starb an den Folgen der Hyperkaliämie) [5], zeigen unsere Ergebnisse eindeutig, daß die Serumkaliumspiegel sich im Median unter der rhEPO-Therapie nicht signifikant verändern (Abb. 5). Dennoch, bei 10 Patienten wurden zwischenzeitlich Hyperkaliämien beobachtet; bei 5 Patienten mußten Zusatzdialysen durchgeführt werden, bei 3 Patienten wurden Ionenaustauscher neu angesetzt bzw. die Dosierung erhöht. Das heißt, obgleich die Serumkaliumspiegel keine signifikanten Änderungen zeigen, sollte zumindest in den ersten 3 Monaten der rhEPO-Therapie der Serumkaliumspiegel regelmäßig kontrolliert werden. Man sollte sich immer vor Augen halten, daß, möglicherweise durch den verbesserten Appetit und/oder die verminderte Compliance bei besserem Allgemeinzustand, die vereinzelt auftretenden Hyperkaliämien lebensbedrohliche Komplikationen heraufbeschwören können.

5) Anstieg von Kreatinin und Harnstoff

Die zunächst geäußerte Vermutung und auch die ersten Berichte über die rhEPO-Therapie, die von einem Anstieg der Retentionswerte (Harnstoff und/oder Kreatinin) sprachen, wurden nicht bestätigt [5]. In unseren Studien fanden sich keine signifikanten Änderungen sowohl bei den Serumharnstoff- als auch bei den Serumkreatininspiegeln während der gesamten Beobachtungsperiode. Wenn bei einzelnen Patienten Anstiege der Harnstoff- und/oder Kreatininwerte beobachtet wurden, so waren diese stets auf eine andere Ursache zurückzuführen (z. B. herabgesetzter Blutfluß, Rezirkulation, Katabolie bei Infektionen u. ä.).
Für die Praxis gilt: Es bedarf bei Einsatz von rhEPO und Korrektur der renalen Anämie auf einen Hkt zwischen 30 und 35 Vol.-% in der Regel keiner Verlängerung der Dialysezeit und/oder einer Vergrößerung der Dialysatoroberfläche.

6) Anstieg der Thrombozyten

Bommer et al. haben bereits im Februar 1987 vermutet, daß unter der rhEPO-Therapie neben der Stimulation der Erythropoese auch die Thrombopoese mit aktiviert wird [2].

Diese Beobachtung konnte in unseren Studien bestätigt werden [6]. Die Thrombozyten stiegen bei Beginn der rhEPO-Therapie in den ersten Wochen geringfügig, aber dosisabhängig an. In der Multicenterstudie war der mediane Thrombozytenanstieg in der Gruppe G40 (3 · 40 U/kg Körpergewicht · Woche) $10 \cdot 10^9$/l, in der Gruppe G80 (3 · 80 U/kg Körpergewicht · Woche) $18 \cdot 10^9$/l und in G120 (3 · 120 U/kg Körpergewicht · Woche) $32 \cdot 10^9$/l. Sie blieben aber stets im Normbereich. Am Ende der Beobachtungsperiode (in der Langzeitperiode) waren die Thrombozyten wieder auf Werte abgefallen, die denen vor Beginn der rhEPO-Therapie entsprachen.

Dennoch, 1 Patient aus der monozentrischen Studie machte eine Ausnahme. Bei ihm wurde bei Applikation von 3mal 100 U/kg und Woche ein steiler Anstieg der Thrombozyten auf Werte $>500\,000$/ml^3 beobachtet. Nach Absetzen der rhEPO-Therapie kam es wieder zu einer Normalisierung der Thrombozytenzahl, bei Reexposition wieder zu einem Thrombozytenanstieg.

Auch andere Gruppen fanden einen mäßigen Anstieg der Thrombozytenwerte in den ersten Wochen nach rhEPO-Therapie [4, 6, 10]; d.h. in seltenen Fällen entwickeln sich Thrombozytosen mit möglichen konsekutiven Komplikationen.

Als Schlußfolgerung für die Praxis gilt deshalb: Wegen der, wenn auch nur geringen dosisabhängigen Beeinflussung der Thrombopoese sollten die Thrombozytenwerte, v.a. in den ersten 3—4 Monaten der rhEPO-Therapie, regelmäßig kontrolliert werden.

7) Shuntthrombosen

Bei 8 der 109 in die beiden Studien einbezogenen Patienten wurden während des gesamten Beobachtungszeitraums insgesamt 12 Thrombosen der arteriovenösen Fisteln beobachtet. Es war kein dosisabhängiger Zusammenhang zwischen der rhEPO-Therapie und dem Auftreten von Shuntthrombosen feststellbar. Bei allen 8 Patienten waren Risikofaktoren bekannt, die das Auftreten von Shuntthrombosen begünstigten (anatomische Gefäßfehlbildungen, Neigung zu hypotonen Episoden, Infektionen). Es fand sich kein Zusammenhang zwischen dem Auftreten der Shuntthrombosen und der Thrombozytenzahl, dem aktuellen Hämatokritwert bei Shuntverschluß oder dem Hämatokritanstieg. 3 der 8 Patienten hatten bereits vor Beginn der rhEPO-Therapie einen oder mehrere Shuntverschlüsse.

Über Thrombosen arteriovenöser Fisteln wurde auch von anderen Gruppen bei Einsatz der rhEPO-Therapie berichtet [4, 5, 10, 12]. Leider fehlt in den meisten Berichten eine Aussage über die Fistelanamnese und die Anatomie der Fistel z.B. Darstellung der Fistel mit digitaler Subtraktionsangiographie u.a.). Da bisher keine prospektive kontrollierte Studie mit rhEPO durchgeführt wurde, ist die Frage, ob nach rhEPO-Therapie die Frequenz der Fistelthrombose ansteigt, noch offen.

Als Schlußfolgerung für die Praxis wird empfohlen: Wenn ein Patient eine Risikofistel hat und mit rhEPO behandelt werden soll, sollte frühzeitig eine Shuntrevision vorgenommen werden und/oder ggf. eine Thromboseprophylaxe z.B. mit ASS durchgeführt werden.

8) Clottingprobleme im extrakorporalen System

Bei 9 Patienten wurde über gelegentliches Clotting des Dialysators und/oder des dazugehörigen Systems berichtet. Diese vereinzelt beobachteten Clottingprobleme im extrakorporalen System sind möglicherweise auf die Normalisierung der Blutungszeit und der Thrombozytenadhäsivität nach Korrektur der renalen Anämie und/oder die veränderten rheologischen Eigenschaften des Blutes nach Anheben des Hkt zurückzuführen [8].

Als Schlußfolgerung für die Praxis wird empfohlen: Bei Auftreten von Clottingproblemen sollte die Heparindosis erhöht werden (die übrigens bei unseren Studien im Median nur um ca. 10% höher lag als vor rhEPO-Therapie).

9) Allgemeine und lokale Verträglichkeit des rhEPO

In den ersten 12 Wochen sind von 12 der 109 Patienten bei der rhEPO-Therapie unabhängig von der eingesetzten Dosis grippeähnliche Symptome berichtet worden, die allerdings zumeist nicht objektiviert werden konnten. Es wurde keine spezifische Therapie benötigt.

Eine Ausnahme bildete eine Patientin, die gleich von Beginn der rhEPO-Therapie an über starke Kopfschmerzen und Unwohlsein klagte, so daß nach der zweiten rhEPO-Gabe die Studie bei ihr abgebrochen werden mußte. Die Ursache blieb unklar; einer Reexposition stimmte die Patientin nicht zu.

Grippeähnliche Symptome wurden auch in anderen Studien beobachtet. So berichtete Valderabano auf der 25. E.D.T.A.-Tagung in Madrid über 10 von 96 Patienten, die ebenfalls Flu-like-Symptome hatten [11]. Allergische Reaktionen, wie sie ebenfalls von Valderabano berichtet wurden (schweres Lidödem, Pruritus, „self-limiting-rush") haben wir bei den 109 Patienten in dem Beobachtungszeitraum von 9 Monaten nicht gesehen.

Die lokale Verträglichkeit war stets sehr gut. Vor Einschluß der Patienten in die Studie wurde bei allen Patienten eine intradermale Testung durchgeführt. Bis auf einen Patienten, bei dem eine leichte Rötung − allerdings auch bei Applikation des Plazebo − zu beobachten war, fanden sich keine Rötungen oder Hautindurationen.

10) Antikörper gegen rhEPO

In den Seren der Patienten wurde in regelmäßigen Abständen versucht, möglicherweise gebildete Antikörper gegen rhEPO nachzuweisen. Bei keinem der 109 Patienten sind, wie auch bei allen anderen mit dem Boehringer Mannheim-Material z.Z. behandelten Patienten (ca. 3000 Patienten in Europa), bisher Antikörper gegen rhEPO nachgewiesen worden.

Zusammenfassung

1) Die Korrektur der renalen Anämie mit rhEPO führt zu einer verbesserten körperlichen Leistungsfähigkeit und allgemeinem Wohlbefinden der Hämodialysepatienten.

2) Zu beachten ist aber, daß die Therapie auch mit einer Reihe von Nebenwirkungen verbunden sein kann. Hierzu gehören:
− Hypertonie,
− Entwicklung eines Eisenmangels,
− Thrombozytose,
− möglicher Anstieg des Serumkalium- und Serumphosphatspiegels (bedingt durch erhöhten Appetit und/oder verminderte Compliance)
− Shuntthrombosen (besonders gefährdet sind Risikofisteln),
− Clottingprobleme im extrakorporalen System,
− subjektive allgemeine Unverträglichkeiten.

3) Durch individuelle Therapie, Monitoring von Laborwerten und sorgfältige klinische Beobachtung, v.a. in den ersten 3—4 Monaten, lassen sich die Nebenwirkungen reduzieren.

Literatur

1. Böcker A, Reimers E, Nonnast-Daniel B et al. (1988) Effect of Erythropoietin treatment on 02 affinity and performance in patients with renal anemia. In: Koch KM, Kühn K, Nonnast-Daniel B, Scigalla P (eds) Treatment of renal anemia with recombinant erythropoietin = Contributions to nephrology, vol 66. Karger, Basel (Int Workshop treatment of renal anemia with recombinant Erythropoietin/Wolfenbüttel, pp 165—175)
2. Bommer J, Müller-Bühl E, Ritz E, Eifert J (1987) Recombinant human Erythropoietin in anaemic patients in haemodialysis. Lancet I:392, No. 8529
3. Bommer J, Kugel M, Schoeppe W, Brunkhorst R, Samtleben W, Bramsiepe P, Scigalla P (1988) Dose related effects of recombinant human Erythropoietin on erythropoiesis. In: Koch KM, Kühn K, Nonnast-Daniel B, Scigalla P (eds) Treatment of renal anemia with recombinant Erythropoietin = Contributions to nephrology, vol 66. Karger, Basel, pp 85—93
4. Casati S, Passerini P, Campise MR, Graziani G, Cesana B, Perisic M, Ponticelli C (1987) Benefits and risks of protracted treatment with human recombinant Erythropoietin in patients having haemodialysis. Br Med J [Clin Res] 295:1017—1020, No 6605
5. Eschbach JB, Egrie JC, Downing MR, Browne JK, Adamson JW (1987) Correction of the anemia of end-stage renal disease with recombinant human Erythropoietin results of a combined phase I und II clinical trial. N Engl J Med 316:73—78, No. 2
6. Grützmacher P, Scheuermann E, Loew I et al. (1988) Correction of renal anaemia by recombinant human Erythropoietin: effects on myocardial function. In: Koch KM, Kühn K, Nonnast-Daniel B, Scigalla P (eds) Treatment of renal anemia with recombinant Erythropoietin = Contributions to nephrology, vol 66. Karger, Basel (Int Workshop treatment of renal anemia with recombinant Erythropoietin/Wolfenbüttel pp 176—184
7. Kühn K, Nonnast-Daniel B, Grützmacher P, Grüner J, Pfaeffl W, Baldamus CA, Scigalla P (1988) Analysis of initial resistance of erythropoiesis to treatment with recombinant human Erythropoietin. Results of a multicenter trial in patients with end-stage renal disease. In: Koch KM, Kühn K, Nonnast-Daniel B, Scigalla P (eds) Treatment of renal anemia with recombinant Erythropoietin = Contributions to nephrology, vol. 66. Karger, Basel (Int Workshop treatment of renal anemia with recombinant Erythropoietin/Wolfenbüttel pp 94—103)
8. Moia M, Vizzotto L, Cattaneo M, Mannuccio Mannucci P, Casati S, Ponticelli C (1987) Improvement in the haemostatic defect of uraemia after treatment with recombinant human Erythropoietin. Lancet II:1227—1229, No. 8570
9. Reimers E, Böcker A, Nonnast-Daniel B et al. (1988) Behandlung der renalen Anämie mit rekombinantem humanem Erythropoietin (rhEPO): Auswirkungen auf HB-02-Affinität und körperliche Leistungsfähigkeit. Klin Wochenschr 66:189 (Abstract-No 413, Suppl 13 Tagg Dtsch Ges Inn Med 94./Wiesbaden/1988)
10. Schäfer RM, Kürner B, Zech M, Krahn R, Heidland A (1988) Therapie der renalen Anämie mit rekombinantem humanem Erythropoietin. Dtsch Med Wochenschr 113:125—129, No. 4
11. Valderrabano F (1988) Adverse effects of recombinant human Erythropoietin in the treatment of anaemia in chronic renal failure 25th EDTA-Congress, Madrid, Abstract p 216
12. Winearls CG, Oliver DO, Pippard MJ, Reid C, Downing MR, Cotes PM (1986) Effect of human Erythropoietin derived from recombinant DNA on the anaemia of patients maintained by chronic haemodialysis Lancet II:1175—1177, No. 8517

5. Hypertonieentwicklung unter rhEPO-Therapie und ihre möglichen Mechanismen

U. Frei

Von den wenigen unerwünschten Wirkungen des rekombinanten humanen Erythropoietin (rhEPO) ist sicher die wesentlichste die Beeinflussung des arteriellen Blutdrucks. In nahezu allen Berichten wird ein Anstieg des arteriellen Mitteldrucks oder des diastolischen Blutdrucks während der Anämiekorrektor mit rhEPO beobachtet. In Tabelle 1 ist die Inzidenz der Hypertonie angeführt, wie sie in internationalen Studien beobachtet wurde, sei es, daß es dabei bei Normotonikern zur Entwicklung eines Hochdrucks oder bei bereits hypertensiven Patienten zur Aggravierung des Hochdrucks kam. Die bei den verschiedenen Studien angegebene Quantität der Hochdruckentwicklung ist nicht leicht vergleichbar, weil unterschiedliche Definitionen einer Hochdruckentwicklung zugrundegelegt bzw. zu verschiedenen Zeitpunkten der Studien unterschiedliche Daten publiziert wurden [3, 4, 10−12, 15]. Trotz dieser Beurteilungsschwierigkeiten kann man festhalten, daß im Mittel diese unerwünschte Beeinflussung des Blutdrucks bei ca. 30−50% der Patienten beobachtet wird. Bei einigen wenigen Patienten war die Hypertonie Ursache eines Studienabbruchs.

Bei der Analyse der vorhandenen Daten fällt ein zweiter Umstand auf: die Häufigkeit von schwerwiegenden, wahrscheinlich hypertonieassoziierten Komplikationen. Neben einigen Fällen von Linksherzinsuffizienz und hypertensiver Enzephalopathie fällt eine Häufung von zerebralen Krampfanfällen auf (vgl. Tabelle 2).

Auch in den in jüngerer Zeit beschriebenen Studienergebnissen fand sich dieses Phänomen wieder [5]. Erschwert wird jedoch die Beurteilung der Hypertoniepro-

Tabelle 1. Inzidenz der Hypertonieentwicklung (H.) unter rhEPO-Therapie

Autoren	n	H. [% von n]
Eschbach (1988)	247	32
− Hypertoniker	125	47
− Normotoniker	122	17
Winearls (1986)	10	10
Samtleben (1988)	109	39
− Hypertoniker	57	44
− Normotoniker	52	35
Schäfer (1988)	150	20
Ponticelli (1988)	433	12

Tabelle 2. Inzidenz möglicherweise hypertoniebedingter zentralnervöser Komplikationen

Autoren	n	n/Komplikationen
Eschbach (1989)	301	18/Krampfanfälle
Winearls (1986)	0	1/hypertensive Enzephalopathie
Samtleben (1988)	109	5/hypertensive Notfälle
Schäfer (1988)	150	1/Krampfanfall
Ponticelli (1988)	43	2/Krampfanfälle

blematik und auch der Krampfanfallproblematik dadurch, daß es in keiner der publizierten Studien eine nichttherapierte Vergleichspopulation gab. Klinisch wurden die hypertensiven Zwischenfälle in der Regel bei Erreichen des Zielhämatokrits beobachtet, und sie traten überraschend schnell und plötzlich ohne wesentliche weitere Änderung des Hämatokrits (Hkt) ein [16]. Bei all diesen Krampfanfällen fand sich kein Anhalt für eine Blutung oder einen Hirninfarkt; die Episoden waren voll reversibel.

Die Ursachen der Hypertonieentwicklung und der damit assoziierten zentralnervösen Zwischenfälle sind noch nicht völlig klar, jedoch lassen sich einige mögliche kausale Gesichtspunkte diskutieren. Keinerlei Anhalt gibt es bislang dafür, daß rhEPO eine eigenpressorische Wirkung ausübt. Bei zahlreichen und unterschiedlich dosierten intravenösen Anwendungen ist bislang kein Blutdruckanstieg beobachtet worden. Auch spricht gegen eine eigenpressorische Wirkung, daß die bekannte Halbwertszeit von rhEPO von 6−9 h in einem Gegensatz zur allmählichen und kontinuierlichen Hypertonieentwicklung unter rhEPO steht. Auch spricht gegen eine eigenpressorische Wirkung, daß Blutdruckanstiege erst 2−3 Wochen nach Beginn der Therapie beobachtet wurden. Ein Zusammenhang mit der Dosierung läßt sich nur insofern finden, als unterschiedliche Dosierungen zu unterschiedlich schnellen Hkt-Anstiegen führen und es in beschriebenen Einzelfällen bei sehr rascher Hkt-Korrektur zu einer raschen Hochdruckentwicklung kam [4].

Ein weiterer Gesichtspunkt, der im Zusammenhang mit der Hochdruckentwicklung zu überprüfen ist, ist die Frage, ob dies nur ein Phänomen der Hkt-Korrekturperiode ist oder ob dieser Blutdruckanstieg bei der weiteren Erhaltungstherapie persistiert. Die Daten der von Samtleben [11] und Scigalla [14] beschriebenen multizentrischen Studien zeigen, daß nach 3 Monaten und 1 Jahr das Blutdruckverhalten nahezu unverändert ist: 2 Patienten verblieben hypotensiv, 12 Patienten waren auch nach 1 Jahr normotensiv (wobei 3 hypertensive Patienten normotensiv und 2 normotensive hypertensiv wurden). Von den 38 Patienten, die nach 3 Monaten hypertensiv waren, waren nur 3 normotensiv geworden, und bei 11 Patienten war die Hochdrucktherapie reduzierbar. Daraus läßt sich der Schluß ziehen, daß die Hochdruckentstehung bei diesen Patienten zu einem längerfristig persistierenden Hochdruck führt und daß keine wesentliche Änderung im Hochdruckverhalten über 1 Jahr besteht.

Zu klären ist, welchen Anteil Änderungen des peripheren Gefäßwiderstands und des Herzzeitvolumens unter rhEPO-Therapie haben. Als ein zweifellos wichtiger, den peripheren Widerstand beeinflussender Faktor ist die Zunahme der Vollblutviskosität anzusehen. Nach allen bisher vorliegenden Daten nimmt die Vollblutviskosität während der Therapie mit rhEPO zu, jedoch gibt es keine Belege dafür, daß sie über Werte, wie sie bei normalen Individuen beobachtet werden, hinaus zunimmt [13]. Nichtinvasive und invasive Messungen der Hämodynamik haben gezeigt, daß es unter rhEPO-Therapie regelmäßig zu einem Anstieg des peripheren Widerstands kommt [2, 9]. Dieses Phänomen wurde unabhängig von der rhEPO-Therapie auch schon bei Transfusionsexperimenten von Neff et al. [8] beschrieben. In diesem Zusammenhang erscheint von Interesse, daß auch das umgekehrte Phänomen, nämlich eine Blutdrucksenkung durch Hkt-Senkung − also durch Aderlässe −, möglich ist und auch beschrieben wurde, nicht nur bei Einzelpersonen, sondern auch bei Gruppen von Patienten mit essentieller Hypertonie [17], wobei von diesen Autoren nicht nur die Senkung der Viskosität, sondern auch eine mögliche Beeinflussung anderer, den Gefäßwandtonus beeinflussender Faktoren, diskutiert werden. Festzuhalten ist, daß sowohl bei den Transfusionsexperimenten als auch bei den Aderlaßexperimenten das Blutvolumen dieser Patienten unverändert war und das Plasmavolumen sich entsprechend den Veränderungen der Zellmasse verhielt. Auffälliges Phänomen bleibt, daß ähnliche oder weitaus ausgedehntere Hkt-Anstiege einer vergleichbaren Population, nämlich von nierenkranken Patienten nach Nierentransplantation, unter einer gleichbleibenden antihypertensiven Therapie zwar mit einem Blutdruckanstieg aber nicht mit zentralnervösen Zwischenfällen verbunden waren. So beobachteten wir 30 konsekutiv Nierentransplantierte mit einem Hkt-Anstieg von mehr als 4 Vol.-% über eine mittlere Dauer von 104 (±29) Tagen. Dabei kam es zu einem mittleren Hkt-Anstieg von 10,6 (±4,6) Vol.-%. Der mittlere Hkt am Beginn war 29,3 (±4,8) und am Ende der Beobachtungsperiode 39,9 (±5,8) Vol.-%, der mittlere arterielle Blutdruck 105,2 (±10,4) und am Ende 104,1 (±12,9) mmHG. Von diesen 30 Patienten hatten zu Beginn des Beobachtungszeitraums 8 keine antihypertensive Therapie und 22 eine antihypertensive Therapie. Von den 8 ohne Therapie blieben 5 normotensiv, 3 wurden hypertensiv. Von den 22 mit antihypertensiver Therapie mußten 10 eine Therapiesteigerung, 8 keine Therapieänderung und 4 eine Therapiereduktion erfahren. Mithin war das Blutdruckverhalten dieser Gruppe sehr ähnlich dem Blutdruckverhalten der Patienten unter rhEPO-Therapie. Alle Patienten hatten das ihren Hochdruck verstärkende immunsuppressive Cyclosporin A erhalten.

Ein Hkt-Anstieg sowohl durch Transfusion als durch rhEPO-Therapie oder nach Nierentransplantation ist also mit einem Blutdruckanstieg assoziiert.

Dies ist zumindestens partiell die Folge eines gesteigerten peripheren Widerstands durch Zunahme der Viskosität und durch Abnahme einer funktionellen Vasodilatation, die bei niedrigen Hkt-Werten beobachtet wird und für die es experimentelle Belege gibt [6]. Hämodynamische Untersuchungen haben jedoch andererseits gezeigt, daß es parallel zum Hkt-Anstieg bei den allermeisten Patienten auch zu einem Rückgang des Herzzeitvolumens kommt. Bei einigen wenigen Patienten scheint dies nicht der Fall zu sein, d.h. das Herzzeitvolumen wird nicht adäquat reguliert und reduziert; bei diesen Patienten wird ein Anstieg des Blutdrucks beobachtet [1, 9].

Ein schwierig zu interpretierender Meßparameter bei der Korrektur der renalen Anämie mit rhEPO waren beobachtete Veränderungen des atrialen natriuretischen Peptids (ANP), das in Messungen von Kühn [7a] nach Korrektur der Anämie verglichen zum Ausgangswert erhöht gefunden wurde. Diesem ANP-Anstieg wurde eine vermehrte kardiozirkulatorische Belastung zugrundegelegt. Alle bisher vorliegenden echokardiographischen Daten [7] zeigen jedoch keinen Hinweis darauf, daß es während der Korrektur der Anämie zu einer Zunahme der Herzdiameter kommt. Das Gegenteil ist in einzelnen Fällen der Fall. Nach jüngst publizierten Untersuchungen von Nonnast-Daniel et al. [9] sieht es vielmehr so aus, daß bei gleichbleibenden Vorhofdrücken ANP auch unter rhEPO-Therapie nicht erhöht ist, jedoch erscheint die Einschätzung des Trockengewichts und damit die Erzielung normaler Vorhofdrücke nach Korrektur der Anämie bedeutend schwieriger zu sein.

Die Korrektur der renalen Anämie in der bislang üblichen Form mit intravenösem rhEPO führt bei 30–50% der Patienten zu einem Neuauftreten der arteriellen Hypertonie und einer Aggravierung einer bestehenden Hypertonie. Im Rahmen der Anämiekorrekturstudien wurde überraschend häufig das Auftreten von zerebralen Krampfanfällen beobachtet, wenngleich bislang keine Daten über Hochdruckhäufigkeit und Krampfanfallhäufigkeit in nichttherapierten Kontrollkollektiven vorliegen. An der Entstehung des Hochdrucks beteiligt zu sein scheinen zum einen ein Anstieg des peripheren Widerstands, verursacht durch einen Anstieg der Viskosität, und ein Rückgang einer hypoxischen Vasodilatation und in Einzelfällen eine nicht adäquate Regulation des Herzzeitvolumens, das nicht in den Normbereich zurückkehrt. Für einen eigenpressorischen Effekt von rhEPO läßt sich kein Anhaltspunkt finden.

Literatur

1. Akiba T, Kurhara S, Katoh H, Yoneshima H, Marumo F (1989) Hemodynamic changes of hemodialyzed patients by erythropoietin treatment. Kidney Internat 35:237A
2. Deschold G, Granolleras C, Alsabadini B, Branger B, Koch KM, Shaldon S (1988) Changes in cardiac output, blood pressure and peripheral resistance following treatment of renal anemia by recombinant human erythropoietin. Nephrol Dial Transplant 3:494
3. Eschbach JW, Adamson JW (1988) Correction of the anemia of hemodialysis patients with recombinant human erythropoietin. Kidney Int 33:189 A
4. Eschbach JW, Egrie JC, Downing MR, Browne JK, Adamson JW (1987) Correction of the anemia of end-stage renal disease with recombinant human erythropoietin. Results of a combined phase I and II clinical trial. N Engl J Med 316:73–78
5. Eschbach JW, Downing MR, Egrie JC, Browne JK, Adamson JW (1989) USA multicenter clinical trial with recombinant human Erythropoietin (AMGEN): Results in Hemodialysis Patients. Contributions to nephrology, vol 76. Karger, Basel, im Druck
6. Fowler NO, Holmes JC (1975) Blood viscosity and cardiac output in acute experimental anemia. J Appl Physiol 39:453–456
7. Grützmacher P, Scheuermann E, Löw I, Bergmann M, Rauber U, Baum R, Heuser J, Schoeppe W (1988) Correction of renal anemia by recombinant human erythropoietin: Effects on myocardial function. Contributions to nephrology, vol 66. Karger, Basel, pp 176–184
7a. Kühn K, Talartschik H, Koch KM, Eisenhauer T, Nounast-Daniel B, Scheler F, Brunkhorst R, Reimers E (1988) Plasma atrial natriuretic peptide after partial correction of renal anemia by recombinant human erythropoietin. Nephrol Dial Transplant 3:497–498A

8. Neff MS, Kim KE, Persoff M, Onesti G, Swartz C (1971) Hemodynamics of uremic anemia. Circulation 43:876–883
9. Nonnast-Daniel B, Frei U, Brabant EG, Talartschik J, Schaeffer J, Daniel WG, Koch KM (1989) Aterial natriuretic peptide and central hemodynamics during correction of renal anemia by rhEPO treatment in RDT patients Nephrol Dial Transplant 4:478A
10. Ponticelli F (1988) Second European Multicenter Study: Efficacy and safety in end-stage renal disease, transfusion-dependant patients. (First international symposium on recombinant human erythropoietin, Cannes)
11. Samtleben W, Baldamus CA, Bommer J, Fassbinder W, Nonnast-Daniel B, Gurland HJ (1988) Blood pressure changes during treatment with recombinant human erythropoietin. In: Koch KM, Kühn K, Nonnast-Daniel B, Scigalla P (eds) Contributions to nephrology, vol 66. Karger, Basel, pp 114–122
12. Schäfer R (1988) First European Multicenter Study: Efficacy and safety in end-stage renal disease. (First International Symposium on recombinant human erythropoietin, Cannes)
13. Schäfer RM, Leschke M, Strauer BE, Heidland A (1988) Blood rheology and hypertension in hemodialysis patients treatment with erythropoietin. Am J Nephrol 8:449–453
14. Scigalla P et al. (1989) Nebenwirkungen bei der Therapie der renalen Anämie mit rekombinantem humanem Erythropoietin In: Gurland Nephrologie (dieses Buch
15. Winearls CG, Pippard MJ, Downing MR, Oliver DO, Reid C, Cotes MP (1986) Effect of human erythropoietin derived from recombinant DNA on the anemia of patients maintained by chronic hemodialysis. Lancet II:1175–1177
16. Zehnder C, Blumberg A (1988) Zerebrovaskuläre Ereignisse bei vier mit Erythropoietin behandelten Hämodialysepatienten. Schweiz Med Wochenschr 118:1423–1426
17. Zidek W, Tenschert W, Karoff Ch, Vetter H (1985) Treatment of resistant hypertension by phlebotomy. Klin Wochenschr 63:762–764

6. Bedeutung der Aluminiumüberladung für die Ansprechbarkeit des Knochenmarks auf rekombinantes Erythropoietin

P. Grützmacher*, B. Ehmer**, K. D. Kulbe***, D. Messinger**, P. Scigalla**

Einleitung

In der letzten Dekade ist die Aluminiumüberladung als ein großes Problem chronisch nierenkranker Patienten erkannt worden. Neben einer vitamin-D-resistenten Osteomalazie und einer Myopathie ist die Entwicklung einer Enzephalopathie besonders gefürchtet [6, 13]; bei Patienten unter chronischer Hämodialysebehandlung wurde darüber hinaus eine hypochrome und mykrozytäre Anämie beobachtet, welche nicht auf einem Eisenmangel beruht [10, 11]. Eine verminderte renale Aluminiumausscheidung, die Einnahme aluminiumhydroxidhaltiger Phosphatbinder und ein zu hoher Aluminiumgehalt des zur Hämodialyse benötigten Wassers sind die wesentlichen Ursachen der Aluminiumüberladung chronisch niereninsuffizienter Patienten [6, 13].

Der Pathomechanismus der aluminiuminduzierten Anämie ist bislang nicht gänzlich aufgeklärt. Die herabgesetzte Erythropoese im Knochenmark könnte z.T. Folge der im Knochenmarksraum expandierenden Osteomalazie sein [11], wahrscheinlicher ist jedoch ein direkter toxischer Effekt auf erythroide Zellen. Weiterhin finden sich Hinweise, daß eine Aluminiumüberladung an verschiedenen Stellen zu Störungen im Eisenstoffwechsel führt. Neben einer veränderten intestinalen Absorption von Eisen wird eine verminderte Eisentransportkapazität durch Bindung des Aluminiums an Transferrin diskutiert [2, 12]. Eisen und Aluminium werden in verschiedenen Geweben lysosomal gespeichert [2]. Ob eine Aluminiumüberladung die lysosomale Präzipitation von Eisen behindert, ist jedoch nicht bekannt. Schließlich bestehen Hinweise auf eine Inhibition verschiedener Schritte der Hämsynthese durch Aluminium. Auch bei anderen Metallionen wurden überwiegend inhibitorische, z.T. aber auch stimulierende Effekte auf die Hämsynthese beobachtet [10].

Die Gabe von rekombinantem Erythropoietin (rhEPO) ermöglicht bei Patienten mit chronischer Niereninsuffizienz inzwischen eine wirksame Behandlung der renalen Anämie. Ob und in welchem Ausmaß bei Aluminiumüberladung eine Substitutionstherapie mit rhEPO wirksam ist, ist bislang unklar. In einer 1987 veröffentlichten Untersuchung an 13 mit rhEPO behandelten Dialysepatienten wurde beobachtet, daß in der Gruppe, welche zum Erreichen eines definierten Zielhämatokrits die höchste rhEPO-Dosis benötigten, die Aluminiumkonzentra-

* Abteilung Nephrologie, Zentr. Innere Med., Universitätsklinik Frankfurt am Main.
** Klinische Forschung und Entwicklung, Boehringer Mannheim.
*** Fraunhofer-Institut für Grenzflächen- u. Bioverfahrenstechnik, Stuttgart.

tion im Serum höher als in den entsprechenden Vergleichsgruppen lag [4]. Ziel der vorliegenden Untersuchung war es, den Einfluß der Aluminiumüberladung auf die Ansprechbarkeit des Knochenmarks auf rhEPO an einer größeren Gruppe chronisch niereninsuffizienter Patienten näher zu analysieren.

Patienten und Studienprotokoll

Im Rahmen einer 1987 begonnenen europäischen Multicenterstudie werden zur Zeit über 400 Patienten mit transfusionsabhängiger Anämie mit rhEPO behandelt. Die Patienten wurden nach folgenden Kriterien ausgewählt:

1) chronische Hämodialysebehandlung seit mehr als 6 Monaten,
2) mindestens 6 Transfusionen während der letzten 12 Monate und/oder
3) Zeichen einer Eisenüberladung mit Serumferritinwerten von mindestens 700 ng/ml.

Erythropoietin wurde initial in einer Dosis von 80 E/kg Körpergewicht 3mal wöchentlich intravenös verabreicht. Der Effekt der Erythropoietintherapie auf den Hämatokrit und den Transfusionsbedarf wurde von 337 Patienten, welche Mitte Juli 1988 mindestens 8 Wochen behandelt waren, ausgewertet. Bei 174 Patienten wurde die basale Aluminiumkonzentration im Serum bestimmt, in 73 Fällen wurde zusätzlich ein Stimulationstest mit Desferioxamin (20 mg/kg KG, i.v. nach Dialyse) durchgeführt und die Aluminiumkonzentration im kurzen Interval erneut kontrolliert. Die Bestimmung wurde zentral mittels flammenloser Atomabsorptionsspektrometrie durchgeführt, wobei einheitlich gewaschene Kunststoffröhrchen verwendet wurden. Darüber hinaus wurden folgende Zielparameter in regelmäßigen Abständen 2 Wochen vor Beginn und unter rhEPO-Therapie bestimmt: Hkt, Retikulozyten, mittleres korpuskuläres Volumen, mittlerer korpuskulärer Hämoglobingehalt und Serumferritin. Die Anzahl der erfoderlichen Transfusionen wurde bei jedem Patienten während der letzten 12 Monate vor und bislang 2 Monate nach Beginn der rhEPO-Therapie ermittelt.

Statistische Auswertung

Die vorliegenden Daten der Studie wurden mit Methoden der deskriptiven Statistik analysiert. Als robuste Schätzgröße der Lage und Streuung wurden für metrische Größen Median und Interquartilbereich berechnet. Zur graphischen Präsentation dieser Größen wurden „Box-Wisker-Plots" gewählt, wobei die „Box" den Interquartilbereich beschreibt − unterteilt vom Median − und die „Wisker" den Bereich zwischen Minimum und Maximum darstellen. Für den Zusammenhang zwischen verschiedenen metrischen Größen wurden Korrelationskoeffizienten nach Pearson berechnet.

Bei den Veränderungen von Hämatokrit, Retikulozyten und Ferritin unter rhEPO-Therapie wurden nur Patienten berücksichtigt, die keine Bluttransfusion nach Beginn der Therapie erhielten, um unverzerrte Aussagen machen zu können.

Ergebnisse

Unter Substitution mit rhEPO ließ sich die Transfusionsfrequenz in der Gesamt-gruppe erheblich senken. In jedem der 6 Monate vor Beginn der rhEPO-Therapie benötigten jeweils ca. 160 der 337 Patienten mindestens eine Transfusion.

Nach Beginn der rhEPO-Therapie sank die Zahl der Patienten mit Transfusionen bereits im ersten Monat auf unter 40 und im zweiten Monat unter 20 ab (Abb. 1).

Die basale Aluminiumkonzentration im Serum war bei ca. ⅓ der 174 Patienten normal, d.h. <20 µg/l, und in einem weiteren Drittel in einem für Dialysepatienten allgemein noch als normal angesehenen Bereich zwischen 20 und 50 µg/l [5, 13]; erhöhte Basalwerte fanden sich in dem letzten Drittel der Patienten, in einem Teil der Fälle lag diese weit über 100 µg/l (Abb. 2). Zwischen der basalen Aluminiumkonzentration und der Konzentration nach Gabe von Desferrioxamin (DFO) bestand eine recht gute Korrelation (r = 0,76; Abb. 3).

Eine Beziehung zwischen der Aluminiumkonzentration im Serum einerseits und dem mittleren korpuskulären Volumen sowie dem mittleren korpuskulären Hämoglobingehalt wurde nicht beobachtet (Tabelle 1), Eine Beziehung dieser Parameter zu der Aluminiumkonzentration im Serum nach DFO war ebenfalls nicht feststellbar.

Die mittlere Anstiegsgeschwindigkeit des Hämatokrits unter rhEPO-Therapie zeigte eine deutliche Beziehung sowohl zur basalen Aluminiumkonzentration im Serum als auch zur Aluminiumkonzentration nach Gabe von DFO. Bei normaler Serumaluminiumkonzentration (<20 µg/l) stieg der Hämatokrit im Median um 1,2 Vol.-% pro Woche, mit zunehmender Aluminiumkonzentration im Serum lediglich um 0,9 Vol.-% pro Woche. Weiterhin fiel auf, daß in der Gruppe mit

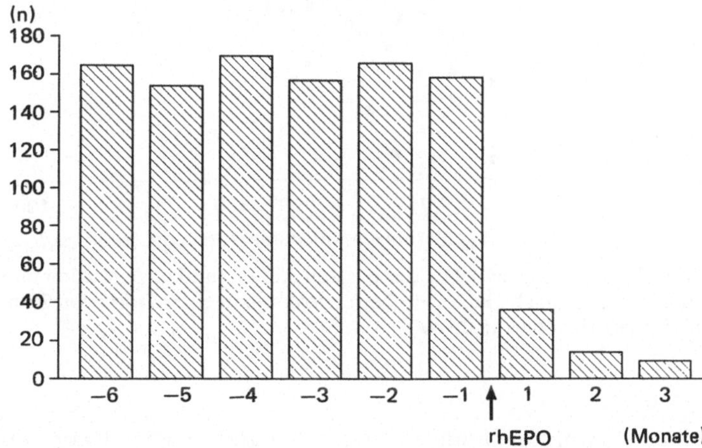

Abb. 1. Effekt der Behandlung mit rekombinantem Erythropoietin (rhEPO) auf die Transfusionsabhängigkeit von Patienten unter chronisch intermittierender Hämodialysebehandlung. Während nahezu die Hälfte der 337 untersuchten Patienten in den letzten 6 Monaten vor rhEPO-Gabe regelmäßig mindestens 1 Transfusion pro Monat erhielten, war die Anzahl der monatlich transfusionsbedürftigen Patienten unter regelmäßiger rhEPO-Substitution bereits nach 4 Wochen Therapie weitgehend reduziert

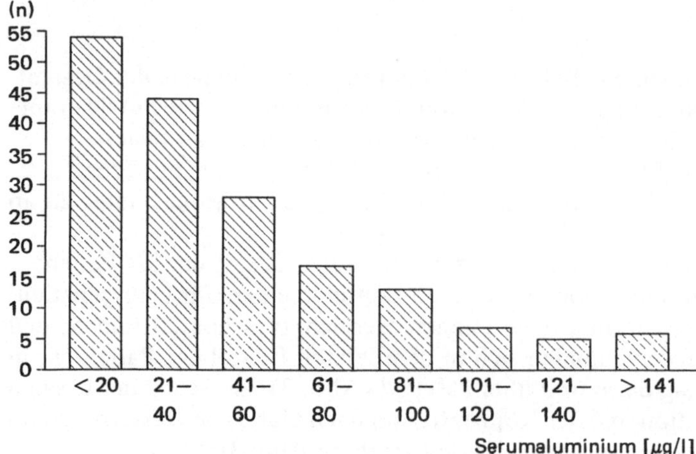

Abb. 2. Aluminiumkonzentration im Serum bei Hämodialysepatienten mit transfusionsbedürftiger Anämie. Die Serumkonzentrationen lagen bei ca. ⅔ der Patienten innerhalb eines normalen bzw. für Hämodialysepatienten als tolerabel angesehenen Bereichs unter 50 µg/l, während bei ca. ⅓ der Patienten z.T. deutlich erhöhte Werte festgestellt wurden

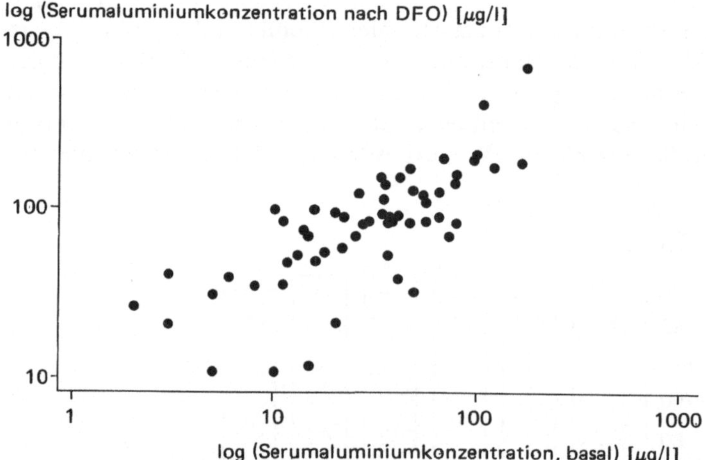

Abb. 3. Beziehung zwischen der basalen Aluminiumkonzentration im Serum und der Konzentration 2 Tage nach Gabe von Desferrioxamin in einer Dosis von 20 mg/kg KG. Der Korrelationskoeffizient betrug 0,760

einem Serumaluminiumspiegel <20 µg/l die schnellsten individuellen Hämatokritanstiege vorkamen und Hämatokritabfälle bei keinem Patienten beobachtet wurden, während dieses in den Gruppen mit den höchsten basalen Aluminiumkonzentrationen am häufigsten zu beobachten war (Abb. 4).

Der Anstieg der Retikulozyten unter rhEPO-Therapie war ebenfalls bei hohen Serumaluminiumspiegeln deutlich geringer und betrug im Median zwischen 8 und

Tabelle 1. Vergleich des mittleren erythrozytären Zellvolumens und des mittleren Hämoglobingehalts bei Patienten unter chronischer Hämodialysebehandlung mit unterschiedlichen Serumaluminiumkonzentrationen. Eine Beziehung zwischen dem Grad der Aluminiumkonzentration im Serum zu den untersuchten Parametern des roten Blutbildes war im untersuchten Kollektiv nicht erkennbar (Median, in Klammern Interquartilbereich)

Parameter	Gesamt	Serumaluminium [µg/l]			
		<20	21−50	51−100	>100
Anzahl der Patienten [n]	164	52	54	42	16
Hämatokrit [Vol.-%]	22 (19−25)	21 (19−24)	23 (20−25)	22 (18−26)	23 (21−25)
MCV [µm³]	95 (91−98)	93 (90−97)	96 (93−97)	94 (91−98)	95 (93−98)
MCH [pg]	32 (30−33)	32 (30−33)	32 (31−33)	31 (30−32)	31 (29−33)

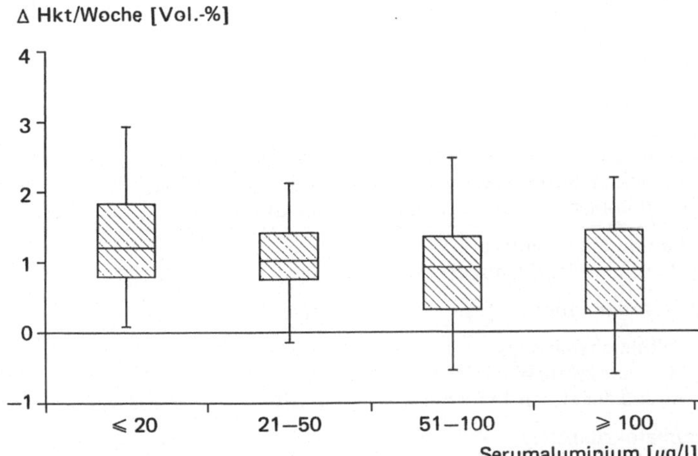

Abb. 4. Beziehung zwischen der Aluminiumkonzentration im Serum und dem Anstieg des Hämatokrits unter Therapie mit rhEPO bei Patienten unter chronischer Hämodialysebehandlung und transfusionsabhängiger Anämie. Patienten mit erhöhten basalen Serumaluminiumkonzentrationen zeigten während eines 8wöchigen Beobachtungszeitraums einen um 25% niedrigeren Anstieg des medianen Hämatokrits

10 Mio./ml und Woche bei basaler Aluminiumkonzentration unter 100 µg/l; bei höheren Basalwerten lag der mittlere wöchentliche Retikulozytenanstieg um nahezu 50% tiefer (Abb. 5). Die stärksten Retikulozytenanstiege fanden sich wiederum in den Gruppen mit basalen Aluminiumspiegeln <20, bzw. <50 µg/l (Abb. 5).

Die Beziehung des Verhaltens der Retikulozytenzahl und des Hämatokrits unter Erythropoietin zu der Serumaluminiumkonzentration nach Gabe von DFO ist in Tabelle 2 dargestellt. Bei Serumaluminiumspiegeln <175 µg/l nach DFO

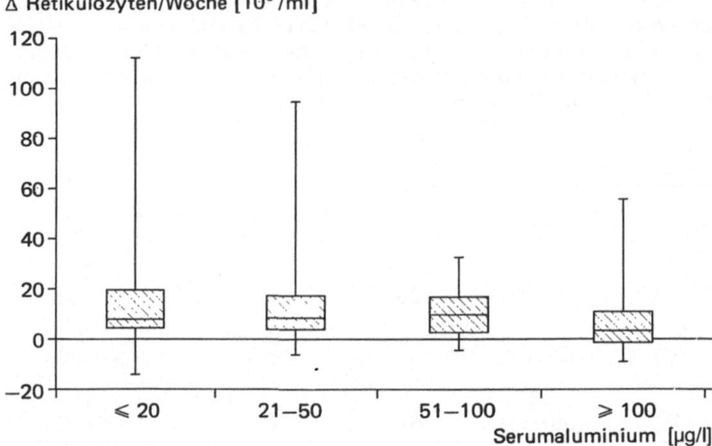

Abb. 5. Retikulozytenanstieg unter Therapie mit rhEPO bei Patienten unter chronischer Hämodialysebehandlung mit unterschiedlicher Aluminiumkonzentration im Serum. In der Gruppe mit Serumaluminiumkonzentration >100 µg/l war die mediane Retikulozytenantwort um die Hälfte niedriger als in den übrigen Gruppen. Ausgewertet wurde die Differenz zwischen der letzten Retikulozytenzahl vor Beginn und nach 3wöchiger Therapie mit rhEPO

Tabelle 2. Einfluß der Aluminiumüberladung, beurteilt nach der Serumkonzentration von Aluminium nach Gabe von Desferrioxamin, auf die Ansprechbarkeit des Knochenmarks unter Behandlung mit rhEPO (Median, in Klammern Interquartilbeeich)

Aluminiumkonzentration im Serum nach DFO [µg/l]	≤50	51−100	101−175	>175
Anzahl der Patienten [n]	16	22	12	5
Retikulozytenanstieg Δ Retikulozyten/Woche [10⁶/ml] während der ersten 4 Wochen	7,0 (3,0−12,)	8,4 (1,6−20,9)	9,2 (7,2−11,6)	1,1 (−3,0−8,7)
Hämatokritanstieg Δ Hkt/Woche [Vol.-%] während der ersten 8 Wochen	0,98 (0,63−1,27)	0,97 (0,55−1,42)	1,0 (0,78−1,67)	0,33 (−0,32−0,68)

waren sowohl die Retikulozyten- als auch die Hämatokritanstiege der drei gewählten Gruppen nahezu identisch. Bei Aluminiumkonzentrationen >175 µg/l nach Gabe von DFO waren sowohl Retikulozyten- als auch Hämatokritanstieg hochgradig supprimiert.

Die Serumferritinkonzentration als Indikator des Speichereisenpools zeigte sich unbeeinflußt vom Grad der Aluminiumüberladung vor Beginn der Therapie. Unter rhEPO-Therapie kam es in allen Gruppen zu einem deutlichen Abfall des Serumferritins, welcher sowohl absolut als auch in Relation zur Ausgangskonzentration in allen Gruppen vergleichbar war (Tabelle 3).

Tabelle 3. Serumferritinkonzentration vor und 8 Wochen nach Therapie mit rhEPO bei Patienten mit unterschiedlicher Serumaluminiumkonzentration (Median, in Klammern Interquartilbereich)

Ferritin [ng/ml]	Serumaluminium [µg/l]			
	<20	20−50	51−100	>100
Anzahl der Patienten (n)	39	47	32	13
Vor rhEPO-Therapie	836 (296−2113)	1115 (631−1930)	850 (422−1314)	775 (289−2086)
Nach 8 Wochen rhEPO-Therapie	695 (124−1988)	645 (321−1091)	473 (186−907)	359 (173−1470)

Diskussion

Die Wirksamkeit der Substitution von rekombinantem Erythropoietin (EPO) zur Beseitigung der renalen Anämie von Patienten unter chronischer Hämodialysebehandlung ist inzwischen hinreichend belegt [3, 7, 14]. In der vorliegenden Untersuchung zeigt die rhEPO-Therapie eine ausgeprägte Wirksamkeit auch bei Patienten, welche auf regelmäßige Bluttransfusionen angewiesen sind. Bereits nach 2monatiger Therapie konnten diese bei über 90% der Patienten eingestellt werden. Es ist anzunehmen, daß sich hierdurch das Infektionsrisiko auf Dialysestationen zukünftig deutlich reduzieren wird. Der gesteigerte Eisenbedarf aufgrund einer vermehrten Hämoglobinsynthese führt zu einem deutlichen und raschen Abfall des Serumferritins, was im Einklang mit früheren Untersuchungen an nicht-transfusionsabhängigen Hämodialysepatienten steht [8]. Der Effekt auf die Rückbildung der in der Mehrzahl der Patienten vorliegenden Transfusionssiderose kann aufgrund des bislang erst 16 Wochen umfassenden Beobachtungszeitraums noch nicht abgeschätzt werden. Es ist jedoch zu vermuten, daß eine weitgehende Rückbildung einer Eisenüberladung durch Behandlung mit rhEPO ermöglicht werden kann. Eine unterstützende Behandlung mit regelmäßigen Aderlässen ist vorgesehen.

Der Einfluß der Aluminiumüberladung auf die renale Anämie ist in Anbetracht ihrer multifaktoriellen Genese [10] in der Regel kaum quantitativ zu erfassen. Zeichen einer hypochromen Mikrozytose treten oft erst bei erheblicher Aluminiumüberladung auf. Eine Beziehung zwischen dem mittleren erythrozytären Zellvolumen und dem mittleren erythrozytären Hämoglobingehalt [11] zum Grad der Aluminiumüberladung konnte in dem hier untersuchten Kollektiv und auch von anderen Untersuchern [5] nicht beobachtet werden.

In der vorliegenden Studie wurde an einem umfangreichen Kollektiv der Einfluß der Aluminiumüberladung auf die Therapie der renalen Anämie mit rhEPO untersucht. Die vorläufigen, nach einer Behandlungsdauer von 8 Wochen erhobenen Ergebnisse lassen eine deutliche Interferenz der Aluminiumüberladung mit der erythropoietininduzierten Stimulation der Erythropoese erkennen: Je nach Schwere der Aluminiumüberladung war die Retikulozytenantwort während der ersten 3 Wochen Therapie um 50% und darüber vermindert. Der Hämatokritanstieg war nach 8wöchiger Therapie bei basaler Aluminiumkonzentration im

Serum über 100 µg/l um 25% geringer und bei Serumaluminiumspiegeln über 175 µg/l nach Gabe von DFO um mehr als 50% niedriger im Vergleich zu Patienten ohne Aluminiumüberladung.

Während des 8wöchigen Beobachtungszeitraums ist es bei einem Teil der Patienten zu keinem wesentlichen Anstieg des Hämatokrits gekommen. Bei einem Teil dieser Patienten kann die Therapie mit rhEPO durch den Wegfall der Transfusionsbedürftigkeit als wirksam angesehen werden. Wie häufig, insbesondere bei schwerer Aluminiumüberladung, wirkliche Therapieversager auftreten, muß vorläufig unbeantwortet bleiben und bedarf eines längeren Beobachtungszeitraums. Die deutlich verminderter Knochenmarksantwort auf Erythropoietin bei den hier untersuchten Patienten mit mäßiger bis mittelschwerer Aluminiumüberladung läßt jedoch vermuten, daß die Ansprechbarkeit des Knochenmarks bei schwerer Aluminiumintoxikation möglicherweise vollständig oder in einem so hohen Maße unterdrückt ist, daß eine weitaus höhere rhEPO-Dosis erforderlich ist. Patienten mit Zeichen einer schweren Aluminiumintoxikation, wie Enzephalopathie oder Osteopathie mit Neigung zu pathologischen Frakturen sind in der vorliegenden Studie allerdings nicht untersucht worden.

Die Angriffspunkte der aluminiuminduzierten renalen Anämie sind im einzelnen nicht geklärt [10]. Die nahezu identischen Serumferritinkonzentrationen vor rhEPO-Therapie ergeben keinen Hinweis auf eine Beeinflussung der Eisenspeicherung bei Aluminiumüberladung. Sowohl Eisen als auch Aluminium werden im Serum überwiegend an Transferrin gebunden transportiert [12]. Eine verminderte Eisentransportkapazität durch eine Absättigung des Transferrins mit Aluminium wäre als ein limitierender Faktor der Eisenmobilisation grundsätzlich vorstellbar, jedoch läßt sich aufgrund des deutlichen und innerhalb der Gruppen vergleichbaren Abfalls der Ferritinkonzentration unter rhEPO-Therapie eine verminderte Eisenmobilisation [9] als limitierender Faktor weitgehend ausschließen. Die Entwicklung eines funktionellen Eisendefizits unter rhEPO-Therapie ohne gleichzeitige Erhöhung der Eisenbindungskapazität wurde jedoch in anderen Untersuchungen beobachtet [1] und ist wahrscheinlich durch die Bindung von Aluminium an Transferrin weitgehend erklärbar. Insgesamt dürften jedoch direkte toxische Effekte des Aluminiums auf erythroide Zellen des Knochenmarks sowie eine direkte Inhibition verschiedener Schritte der Hämsynthese bei der Pathogenese der aluminiuminduzierten Anämie chronisch Nierenkranker im Vordergrund stehen.

Literatur

1. Bergmann M, Grützmacher P, Kaltwasser JP, Schoeppe W (1988) Iron metabolism under rhEPO therapy in patients on maintenance haemodialysis (RDT). 15th Congress of the European Society for Artificial Organs (ESAO), Prag, 29. 6.–1. 7.; Abstract Book, p 64
2. Bommer J, Waldherr R, Wieser PH, Ritz E (1985) Kopräzipitation von Aluminium und Eisen bei Dialysepatienten – mögliche pathogenetische Bedeutung? Nieren- und Hochdruckkrankheiten 14/3 und 4
3. Bommer J, Kugel M, Schoeppe W, Brunkhorst R, Samtleben W, Bramsiepe P, Scigalla P (1988) Dose-related effects of recombinant human erythropoietin on erythropoiesis. Results of a Multicenter trial in patients with end-stage-renal disease. In: Koch KM, Kühn

K, Nonnast-Daniel B, Scigalla P (eds) Treatment of Renal Anemia with Recombinant Human Erythropoietin. Karger, Basel. Contrib Nephrol 66:85−93
4. Casati S, Passerini P, Campise MR, Graziani G, Cesana B, Perisic M, Ponticelli C (1987) Benefits and risks of protracted treatment with human recombinant erythropoietin in patients having haemodialysis. Br Med J 295:1017−1020
5. De la Serna F-J, Praga M, Gilsanz F, Rodicio J-L, Ruilope L-M, Alcazar J-M (1988) Improvement in the erythropoiesis of chronic haemodialysis patients with desferrioxamine. Lancet I:1009−1014
6. D'Haese PC, van de Vyver FL, Lamberts LV, De Broe ME (1987) Aluminium an uremic toxin. In: Ringoir S, Vanholder R, Massry SG (eds) Uremic toxins. Plenum Press, New York London. Adv Exp Med Biol 223:89−96
7. Eschbach JW, Egrie JC, Downing MR, Browne JK, Adamson JW (1987) Correction of the anemia of end-stage renal disease with recombinant human erythropoietin. N Engl J Med 316:73−78
8. Grützmacher P, Bergmann M, Weinreich T, Nattermann U, Reimers E, Pollok M (1988) Beneficial and adverse effects of correction of anaemia by recombinant human erythropoietin in patients on maintenance haemodialysis. In: Koch KM, Kühn K, Nonnast-Daniel B, Scigalla P (eds) Treatment of renal anemia with recombinant human Erythropoietin. Karger, Basel. Contrib Nephrol 66:104−113
9. Huber CT, Frieden E (1970) The inhibition of ferroxidase by trivalent and other metal ions. J Biol Chem 245:3979−3984
10. McGonigle RJS, Parsons V (1985) Aluminium-induced anaemia in haemodialysis patients. Nephron 39:1−9
11. Touam M, Martinez F, Lacour B, Bourdon R, Zingraff J, DiGiulio D, Drüeke T (1983) Aluminium-induced, reversible microcytic anemia in chronic renal failure: clinical and experimental studies. Clin Nephrol 19:295−298
12. Trapp GA (1983) Plasma aluminium is bound to transferrin. Life Sci 33:311−316
13. Ward MK, Parkinson JS (1983) Aluminium toxicity in renal failure. In: Drukker W, Parsons FM, Maher JF (eds) Replacement of Renal Function by Dialysis. Nijhoff, Boston, pp 811−819
14. Winearls CG, Oliver D, Pippard MJ, Reid C, Downing MR, Cotes PM (1986) Effect of human erythropoietin derived from recombinant DNA on the anemia of patients maintained by chronic hemodialysis. Lancet II:1175−1178